Uwe Gieler
Die Sprache der Haut

W0077338

Inhalt

Dank

Viele Menschen haben mich immer wieder gefragt, warum die erkrankte Haut oft so merkwürdige und meist unverständliche Reaktionen zeigt. Dies ist der Grund, warum ich *Die Sprache der Haut* geschrieben habe. Ich möchte daher zunächst den vielen Menschen mit Hautkrankheiten danken, die ich im Rahmen der Behandlung kennen lernen durfte und die mir durch ihr Vertrauen und ihre Offenheit geholfen haben, die »Sprache der Haut« zu verstehen. Von einigen dieser Patienten werden die Lebensgeschichten und Hintergründe ihrer Hautkrankheit dargestellt, ihnen sei ganz besonders gedankt. Die Darstellung wurde dabei so verfremdet, dass die Anonymität der Betroffenen gewahrt ist, die wesentlichen psychischen Mechanismen blieben jedoch in den Fallbespielen enthalten.

Auch dem Behandlungsteam, mit dem ich an der Universitätsklinik Gießen seit vielen Jahren zusammenarbeite und dem es gelungen ist, vielen Hautpatienten wirklich zu helfen und ihnen eine neue Lebensperspektive zu geben, bin ich sehr dankbar. Hier sind vor allem Frau Dr. Sophia Holthausen-Marcou, Herr Markus Schreiber, Frau Dr. Sehel Acinci, Herr Uwe Dittmar, Herr Manfred Kolbinger und Frau Corinna Hahne zu nennen.

Ein solches Buch kann nur zustande kommen, wenn viele Menschen mithelfen, seine Entstehung mit Rat und Tat zu begleiten. Insofern bin ich einigen Menschen zu besonderem Dank verpflichtet. Hier sind zunächst die beiden Doktoranden Friedrich Jungblut und Milena Grolle zu nennen, die einige der in diesem Buch dargestellten Themen in ihren Dissertationen bearbeitet haben und deren Überlegungen zu Ekel und Scham hier überarbeitet wiedergegeben werden. Frau Sigrun Kleinwort hat mich durch das Übernehmen vieler Tätigkeiten während der Schreibphase sehr entlastet, und die Mitglieder meines Forschungsteams, Privatdozent Dr. Volker Niemeier und Privatdozent

Dr. Jörg Kupfer, haben mir durch ihre konstruktive Kritik immer wieder wertvolle Anregungen gegeben. Meine Kollegen Hochschuldozent Dr. Burkhard Brosig, Prof. Dr. Wolfgang Milch, Prof. Dr. Manfred Beutel sowie der Leiter der Klinik für Psychosomatik und Psychotherapie an der Universitätsklinik Gießen Prof. Dr. Christian Reimer haben mir ebenfalls in vielen Diskussionen wichtige Denkanstöße gegeben.

Auch dem Arbeitskreis *Psychosomatische Dermatologie in Deutschland (APD)* und der *European Society for Dermatology and Psychiatry,* hier vor allem den Mitgliedern der jeweiligen Vorstände, danke ich für die vielen Anregungen, die ich in dem Buch umsetzen konnte.

Meine Kinder Jette, Michel und Anais sowie meine Frau Renate Soujon-Gieler haben durch dieses Buch wieder einmal weniger Zeit mit mir verbringen können, und ich bin ihnen dankbar für ihr viele Jahre während es Verständnis und ihre wohlwollende und liebevolle Unterstützung.

Schließlich hat mich das Patmos Verlagshaus sehr unterstützt, vor allem meine Lektorin Frau Dr. Mathilde Fischer und ihre Mitarbeiterin Frau Dr. Christiane Neuen. Für ihre Geduld und die freundliche Begleitung bin ich ebenfalls sehr dankbar.

Ich hoffe sehr, dass das Buch dazu beitragen kann, eigene Erfahrungen mit der Haut zu vertiefen und vielleicht aus neuer Perspektive zu betrachten.

Gießen, im Januar 2005
Uwe Gieler

Einleitung

»Es gibt drei Arten von Liebe: Die Liebe auf der Haut, die Liebe in der Haut und die Liebe, die unter die Haut geht«, sagt ein altes französisches Sprichwort und betont damit die Haut als zentrales Organ des menschlichen Lebens. Die Haut ist zwar »nur« die äußere Hülle, mit der wir uns vor den Widrigkeiten des Lebens schützen, jedoch sind wir ohne diese Hülle nicht lebensfähig. Schon der Verlust von mehr als 20 Prozent dieses Schutzes setzt uns der Gefahr aus zu sterben. Wir brauchen unsere Haut, sie begleitet uns praktisch von der ersten Sekunde des Lebens an, schon im Mutterleib. Wenn sieben Wochen alte Embryos an der Oberfläche gereizt werden, bewegen sie sich sofort, offenbar nehmen sie bereits zu diesem Zeitpunkt ihre äußere Begrenzung wahr, lange bevor andere Sinnesorgane ihre Funktion beginnen! So ist es nicht verwunderlich, dass die Haut auch als »Spiegel der Seele« bezeichnet wird, obwohl es wohl besser »Spiegel der Psyche« heißen sollte, aber diese Differenzierung wurde im Volksmund nicht gemacht. So gibt es Menschen mit »dünner Haut« und »mit dickem Fell«, womit ausdrückt werden soll, dass sie psychisch verletzlich sind oder eben wenig »unter die Haut« gehen lassen.

Die taktile Stimulation ist eine notwendige Voraussetzung für unsere psychische Entwicklung, wie der Forscher und Anthropologe Ashley Montagu (1980) in seiner Arbeit über die Bedeutung der Berührung in der menschlichen Entwicklung zeigt. Menschen, die nicht oder kaum berührt werden, bleiben psychisch auf einem nicht-menschlichen Entwicklungsniveau stehen. Beispiele dafür sind Kaspar Hauser oder auch die bekannte gehörlose und blinde Helen Keller, die nur durch taktile Stimulation kommunizieren konnte.

Die Haut ist ein umfassendes Organ, das mehr ist als nur eine menschliche Hülle. In diesem Buch geht es darum, die Sprache

11

der Haut in ihren verschiedenen Facetten kennen zu lernen: wie die Haut reagiert, warum sie juckt, warum wir uns in ihr nicht wohl fühlen, wir manchmal auch aus unserer Haut schlüpfen möchten. Die psychische Dimension des Hautorgans ist schon oft beschrieben worden, aber erst die neuen Erkenntnisse aus Psychotherapie, Immunologie und Hirnforschung ermöglichen uns, das Hautorgan umfassender zu verstehen. In Fallbeispielen soll verdeutlicht werden, warum manche Menschen mit ihrer Haut reagieren und welche Erklärungen die Psychosomatik für solche Störungen anbietet. Meist geht man davon aus, dass Probleme, Konflikte und Stressreaktionen auf der psychischen Ebene gedanklich oder durch Kommunikation nicht mehr bewältigt werden können und deshalb sich diese Energie einen Weg in eine körperliche Reaktion bahnt, die sich dann eben auch an der Haut bemerkbar macht und die Probleme sichtbar werden lässt.

Das Buch will die eigene Haut näher bringen und helfen, sie als das wahrzunehmen, was sie ist: ein wertvolles Organ, das uns stabilisiert, auf vielfältige Weise Schutz bietet, uns Nähe und Distanz erleben lässt, Ekelgefühle signalisiert und uns vor Scham erröten lässt. In unserer Zeit und Kultur, die wesentlich durch den Körperkult geprägt sind, soll auch auf die verschiedenen Aspekte der Schönheit, der Pflege der Haut und der Bedeutung unserer narzisstischen Besetzung der Haut eingegangen werden.

Das Buch beschreibt meine Erfahrungen als Hautarzt und Allergologen, der sich auf den Weg macht, die Verbindungen zwischen Haut und Psyche zu entdecken, so wie schon Georg Groddeck (1979), ein früher deutscher Psychosomatiker. Auf diesem Weg sind mir viele Menschen begegnet und ich habe mich mit vielen Forschungsergebnissen zum Thema »Haut und Mensch« intensiv beschäftigt. Die Neugier, mehr über die Hintergründe zu erfahren, und der Wunsch, die Sprache der Haut verstehen zu lernen, brachten mich dazu, dieses Buch für diejenigen zu schreiben, die sich mit mir auf diese Entdeckungsreise begeben wollen. Ein 3-D-Bild mit seinen mosaikartigen Mustern betrachtet man zunächst, ohne Strukturen erkennen zu können, bis es gelingt, den Blick zu schärfen: Aus einem bestimmten Blickwinkel und mit einer bestimmten Betrachtungstechnik entsteht dann plötzlich eine Form, eine Struktur, die faszinierend ist und die vieles verdeutlicht, das vorher nicht sichtbar war. So ist es auch mit der Haut, die uns sehr viel mitteilen kann, wenn wir nur ihre Sprache verstehen und es uns gelingt wahrzunehmen, was uns unsere Oberfläche aus unserem Inneren widerspiegelt. So hilft uns die Haut, uns selbst besser zu verstehen und uns letztlich auch besser so zu akzeptieren, wie wir sind! Die Sprache der Haut ist ebenso lernbar wie jede andere Sprache.

Lassen Sie sich berühren!

Uwe Gieler

Die Haut, in der wir leben

Funktion und Aufbau der Haut

Dieses Buch handelt von den psychischen Reaktionen der Haut. Um diese verstehen zu können, ist es sinnvoll, zumindest in Ansätzen auch die Funktion und die Struktur der Haut zu kennen. Die Haut hat vielschichtige, aber auch begrenzte Reaktionsmöglichkeiten. Sie schützt uns vor der Umwelt und bietet Schutz, Hülle und Stabilität. Sie ist mit sehr viel Sensibilität ausgestattet. So findet man pro Quadratzentimeter 7 bis 200 Tastkörperchen, die unterschiedlich verteilt sind. An den Fingerkuppen ist die Tastsensibilität bekanntlich besonders hoch. Aber auch beispielsweise die Lippen sind sehr sensibel, weshalb Küsse vielleicht eine besonders intensive Erfahrung sind!

Die Haut besteht zunächst aus drei Schichten (siehe Abbildung 1): der Epidermis oder auch Oberhaut, die – direkt an der Oberfläche – die letzte Begrenzung zur Außenwelt darstellt, der Lederhaut – auch Corium genannt –, in der sich zahlreiche Zellen und Gefäße befinden, und schließlich der Unterhaut, der Subcutis. Sie macht manchen etwas zu schaffen, wenn sie zu dick geworden ist – durch die Fettschicht oder die Couperose, also jene Verdickung der Hautoberfläche, bei der die Poren deutlich hervortreten. Dort befinden sich die Nachschubreserven der Haut und die Bestandteile, die für die Stabilität der Haut sorgen. Diese können natürlich ebenso erkranken wie die anderen Schichten, beispielsweise bei der Sklerodermie, bei der eine Verhärtung der Haut durch Umbau der Bindegewebsfasern stattfindet. Bei dieser Erkrankung sieht die Haut äußerlich ganz straff und jugendlich aus, die davon Betroffenen spüren aber die Schmerzen und die schlechte Elastizität der Haut, die nach außen gar nicht sichtbar ist (siehe Seite 140ff.).

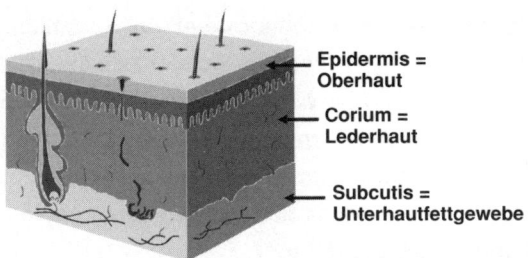

Epidermis = Oberhaut

Corium = Lederhaut

Subcutis = Unterhautfettgewebe

Abbildung 1: Aufbau der Haut

Ohne unsere Haut wären wir nicht lebensfähig. Wenn mehr als 20 Prozent der Haut beispielsweise durch eine Verbrennung zerstört sind, lässt sich diese Schutzschicht nicht schnell wiederherstellen und der Mensch gerät durch Bakterien und den Verlust von Flüssigkeit sehr schnell in einen lebensbedrohlichen Zustand. Gerade hier wird deutlich, dass unsere Haut eine Hülle ist, die uns schützt und gewährleistet, dass wir uns in ihr wohl fühlen können.

Die Haut hat die wunderbare Fähigkeit, sich selbst ständig zu erneuern. Dies läuft meist völlig unbemerkt ab. Doch hat sich vielleicht manch einer schon gewundert, dass sich beim Duschen oder Baden, wenn man die Haut reibt, etwas Graues ablöst – diese zusammengeballten Hautschuppen zeigen, dass sich die Haut regeneriert.

Der Regenerationsprozess dauert meist ca. 21 Tage und garantiert, dass sich unsere Haut immer wieder erneuern kann. Es gibt natürlich Erkrankungen, bei denen dieser Prozess gestört ist und sich die Haut viel schneller erneuert. Die Zeit beträgt dann nur 6–8 Tage, so dass die Hautzellen (Keratinocyten) sich nicht schnell genug ihres Zellkerns entledigen können und sich somit viel zu viele noch intakte Hautzellen übereinander stapeln. Dies ist bei der Schuppenflechte (Psoriasis) der Fall, die genau durch diesen beschleunigten Wechsel von Hautzellen bedingt ist. Bei einigen angeborenen Hautkrankheiten ist dieser Prozess ähn-

15

lich gestört und es kommt dann zur so genannten Fischschuppenkrankheit, der Ichtyosis, bei der sich ebenfalls viel zu schnell die Hautzellen übereinander stapeln. Menschen, die von dieser Erkrankung betroffen sind, leiden deshalb auch unter der ständigen Schuppung. Betroffene haben deshalb manchmal Schwierigkeiten, da die Angehörigen sich davor ekeln oder eine Ansteckungsgefahr befürchten.

Die Haut stellt die äußere Begrenzung des Menschen zu seiner Umwelt dar. Schon der Ursprung des Wortes »Haut« aus der indogermanischen Wurzel »s-keu«, was soviel wie »bedecken« oder »umhüllen« bedeutet, weist auf die Schutzfunktion der Haut hin: Das Körperinnere wird durch die Haut von der Außenwelt getrennt.

Eine rein quantitative Beschreibung der Haut verdeutlicht bereits ihre Bedeutung. Je nach Körpergröße und Gewicht beträgt ihre Oberfläche $1,5-2$ m^2, ihr Anteil am Körpergewicht liegt zwischen 15 und 20 Prozent. Damit ist sie das größte Organ des Menschen, ein Organ, das beim Blick in den Spiegel oder beim Anblick anderer Menschen auffällt. Ihr äußeres Erscheinungsbild ist durch Furchen, Falten, Farbe, Oberflächenbeschaffenheit und die Hautanhangsgebilde (die kleinen Härchen, die Talg- und Schweißdrüsen) gekennzeichnet, also von Merkmalen, die den individuellen Ausdruck, die Gestik und Mimik beeinflussen. Hierin zeigt sich eine weitere Funktion der Haut, die Kommunikation. Sie ist nicht nur eine Barriere gegenüber Einflüssen von außen wie Wärme, Kälte, Licht oder gegenüber anderen chemischen, mechanischen oder mikrobiellen Schadstoffen. Als Kommunikationsorgan spielt sie das ganze Leben lang eine wichtige Rolle in der menschlichen Entwicklung und Sozialisation; ihre Beschaffenheit und ihr Erscheinungsbild prägen vor allem auch die nonverbale Kommunikation. So grenzt die Haut den Menschen nicht nur von der Umwelt ab, sondern übt genauso eine verbindende Funktion aus, sowohl zwischen

Person und Umwelt als auch innerhalb der Person zwischen Körper und Psyche.

Bereits gegen Ende des zweiten Schwangerschaftsmonats entsteht die Haut des Kindes und damit das erste Sinnesorgan, das durch eine Vielzahl verschiedener Rezeptoren – etwa 7 bis 50 pro Quadratzentimeter – die Fähigkeit hat, verschiedenste Sinneseindrücke, von Temperaturempfindungen über Schmerz und Juckreiz bis hin zu leichten Berührungen, aufzunehmen. Auch koordinative Informationen wie die Stellung der Körperteile im Raum werden über Hautrezeptoren erfasst. Die Erfassung von Zeit und Raum ist ohne das Sinnesorgan Haut kaum möglich. Die Kommunikation der Haut mit dem Gehirn und den Nerven des Menschen wird dadurch gewährleistet, dass sowohl die Haut wie auch die Nerven und das Gehirn während der Embryonalentwicklung aus dem gleichen Keimblatt entspringen, dem so genannten Ektoderm. Durch diese enge Verbindung schon in der Frühphase seiner Entwicklung ist es auch verständlich, warum nicht selten Krankheiten beide Organsysteme des Menschen betreffen: das Zentrale Nervensystem und die Haut.

Die Haut leitet nicht nur Informationen an das Zentrale Nervensystem weiter, vielmehr besteht eine enge funktionelle Verbindung zwischen beiden Systemen. Taktile Reize werden je nach Situation emotional verarbeitet, emotionale Erregungen führen zu Hautreaktionen wie Erröten, Erblassen oder Schwitzen, was sich natürlich auf Kommunikation, Körperwahrnehmung und Sexualität auswirkt.

Gerade in der Sexualität kommt dem Sinnesorgan Haut eine besonders wichtige Rolle zu. Hier zeigt sich noch einmal die verbindende Funktion der Haut, denn über die Berührung der Haut entsteht eine seelische Verbindung der Partner. Der Pariser Psychoanalytiker Anzieu (1991) spricht vom »Haut-Ich«, und entsprechend könnte man in liebevollen Berührungen ein »Streicheln von Körper und Seele« sehen. Klöß-Rotmann (1993), eine deutsche Psychoanalytikerin, die viel mit Hautkranken gearbeitet hat, führt als Beispiel Blinde und Taubstumme an, die mit Hilfe des Tastsinnes der Haut »sehen« und »hören« können, wie wir es von dem berühmten Beispiel der Helen Keller, die schon auf Seite 12 erwähnt wurde, kennen. Sie kam gehörlos und blind auf die Welt und konnte nur durch die Hilfe der Berührung langsam Kontakt mit anderen Menschen aufnehmen und darüber letztlich auch Sprache und Kommunikation lernen. Schon die Ästhetik der Haut trägt zur erotisch-sexuellen Kontaktaufnahme bei, eine intakte Haut ermöglicht einen intensiven Sozialkontakt sowie einen hohen Grad an Intimität.

Warum bekommen wir eine Gänsehaut?

Gefühle des Menschen zeigen sich häufig über Hautveränderungen, auch wenn wir bis heute nicht ganz genau wissen, wie die Gefühle in die Haut kommen. Die Gänsehaut entsteht durch eine Kontraktion eines kleinen Haarbalgmuskels in der Haut, der die überall vorhandenen, teilweise fast unsichtbaren Haare – Lanugo-Haare genannt – in eine senkrechte Stellung zieht. Dabei kommt es zu einem leichten Anschwellen der oberen Haut, der Epidermis, die dadurch kleine Erhebungen, Papeln genannt, ausbildet. Der Volksmund bezeichnet dies dann als Gänsehaut, weil es an die Haut einer gerupften Gans erinnert. Die nervliche Anregung dieses Muskels kommt durch kleinste Nervenleitungen zustande, die über Nervenbotenstoffe (Neuropeptide) erregt werden und dadurch das Phänomen auslösen. Die Nervenleitungen wiederum sind direkt über das Rückenmark und das Zentrale Nervensystem mit unserem Gehirn verschaltet, so dass Erregungen hier in die Haut geleitet werden. Gerade bei der Gänsehaut handelt es sich fast immer um ein nicht willkürlich auslösbares Phänomen, vielmehr um eine eher unbewusste bzw. nur vegetativ steuerbare Erscheinung, die allerdings auch durch physikalische Reize wie Kälte oder Elektrizität ausgelöst werden kann. Wie es dazu kommt, dass Emotionen und Affekte diese Nervenbahnen aktivieren, ist bisher noch nicht erforscht, obwohl es ein solch bekanntes Phänomen ist. Die Gänsehaut kann auch durch einen zarten Windhauch, der die genannten Lanugo-Haare in Bewegung versetzt, angeregt werden. Dabei spielen auch genetische Faktoren eine Rolle, da nicht alle Menschen zu solchen Reaktionen neigen.

Die Gänsehaut ist jedoch ein schönes Beispiel für die schon in der embryonalen Entwicklung des Menschen festgelegte enge Verbindung zwischen dem Zentralen Nervensystem und der Haut durch ein gemeinsames Ursprungsgewebe! Ähnlich wie die Gänsehaut kommen auch das Erröten durch Scham und ähnliche Affekte zustande, wobei sich hierbei, statt der Kontraktion des Haarbalgmuskels, die kleinen Hautgefäße erweitern und dadurch das Erröten auslösen. Beide Phänomene sind aber direkt durch emotionale Reaktionen beeinflussbar!

Haut und Berührung – die soziale Funktion der Haut

In seiner Arbeit *Körperkontakt* untersucht Montagu (1980) drei allgemeine Phänomene der Hautwahrnehmung:
Zunächst beschreibt er, welche frühen und späten Auswirkungen taktile Reize auf Funktion und Entwicklung eines Organismus haben. Er unterscheidet dabei verschiedene Stadien des Mutter-Jungtier-Kontaktes bei der Entwicklung von Säugetieren: vom Lecken mit der Zunge über das Kämmen des Pelzes mit den Zähnen und die Entlausung mit den Fingern bei Affen bis hin zu Berührungen und Streicheln beim Menschen. Diese taktilen Reize regen verschiedene Reaktionen des Kindes an,

etwa die Ausscheidung und das Immunsystem; sie vermitteln ein Gefühl der Sicherheit und der Gemeinschaft, das den Grundstein zur Entwicklung eines engen, vertrauensvollen Mutter-Kind-Verhältnisses bildet. Ein weiteres Beispiel ist die Geburt, bei der durch taktile Reize die Atmung des Kindes provoziert wird. Eine nicht-natürliche Geburt, z.B. ein Kaiserschnitt, kann dagegen aufgrund des unphysiologischen Hergangs zu Atemschwierigkeiten führen. Das Kind ist hier gewissermaßen nicht richtig auf die nachgeburtliche Kreislaufumstellung vorbereitet.

Zweitens beschreibt Montagu die Auswirkungen von Berührung auf die sexuelle Entwicklung des Menschen. Als Beispiele werden Partnersuche, Erregbarkeit, Vorspiel, Orgasmus oder Stillverhalten aufgeführt. Er nennt eine ganze Reihe von Studien, bei denen deutlich wird, dass mangelnde Berührung auch Einfluss auf die sexuelle Stimulationsfähigkeit hat. Bei Tieren kommt es sogar zu sexuellem Fehlverhalten und bei Menschen wissen wir durch Fragebogenanalysen, dass Personen, die sich kaum an Berührungen durch die Eltern erinnern können, häufiger Probleme in der Sexualität haben. Nur durch die Berührung der Haut erlangen wir eine sexuelle Stimulation; wenn die Hautnerven – z.B. durch eine Nervenverletzung bei der Querschnittslähmung – nicht mehr arbeiten, kann es keinen Orgasmus geben!

Drittens weist Montagu darauf hin, welche verschiedenen Formen von Hautkontakt und Berührung es in den unterschiedlichen Kulturen gibt. Er schildert in diesem Zusammenhang den Mutter-Kind-Kontakt bei den Eskimos, bei denen der nackte Säugling direkt unter der Kleidung auf dem Rücken der Mutter getragen wird. Hierdurch entsteht eine sehr enge Beziehung zwischen Kind und Mutter, die Mutter »spürt« die Bedürfnisse des Säuglings »hautnah«. Für Montagu ist diese frühkindliche Hauterfahrung ein sehr prägendes Ereignis, auf das er das Urver-

20

trauen der Eskimos zurückführt, das bei diesen trotz der widrigen Lebensumstände besonders stark ausgeprägt ist. Von Ethnologen wird behauptet, dass die Kinder durch den engen und direkten Körperkontakt später in besonderer Weise in der Lage sind, sich in der öden und kaum mit Orientierungspunkten versehenden Landschaft zurechtzufinden.

Neben diesen Funktionen erfüllt die Haut aber noch weitere Aufgaben: Sie speichert Wasser, Fett, Zucker und andere Stoffe und gibt dem Körper durch das Zusammenhalten des Skeletts und der Muskeln seine Form. Ihre Durchblutung und die Schweißsekretion nehmen deutlichen Einfluss auf die Wärmeregulation; hier besteht eine Austauschfunktion, die sowohl von innen nach außen als auch umgekehrt verlaufen kann.

Besonders fettlösliche Substanzen können durch die Haut aufgenommen werden, und zwar entweder über die Oberhaut, durch die Haarfollikel oder die Schweißdrüsen. Wasserlösliche Substanzen wie Zucker oder Mineralstoffe werden in wesentlich kleineren Teilen aufgenommen. Auch die Ausscheidung über die Haut spielt eine gewisse, wenn auch kleinere Rolle; neben Schweiß, Talg und Wasser werden z. B. einige in Medikamenten enthaltene Substanzen wie Jod oder Brom über die Haut ausgeschieden.

Die vielfältigen Funktionen der Haut und ihre enge Verknüpfung mit Psyche, Nerven- und Immunsystem bedingen ein häufiges gemeinsames Auftreten von psychosomatischen Erkrankungen und Hauterkrankungen. Da diese für die Betroffenen und ihr soziales Umfeld sichtbar sind, beeinflussen sie das Selbstbewusstsein und die zwischenmenschlichen Beziehungen der Patienten. Reale oder vermeintliche Stigmatisierung führt zu einem negativen Selbstkonzept; die Patienten reagieren mit Vermeidungsverhalten und sozialem Rückzug, da sie Angst vor Abwertung durch ihr soziales Umfeld haben, wobei Frauen durch Hauterkrankungen offenbar stärker belastet sind als Männer.

Außerdem führt das Stigmatisierungserleben zu verstärktem inneren Grübeln – die Patienten beschäftigen sich übermäßig mit ihrer Erkrankung – und zu einer Beeinträchtigung des Sexuallebens. Ramsay und O'Reagan (1988) konnten in einer Untersuchung über Psoriasis bei 11 Prozent der Betroffenen eine Entwicklung zu sozialen Phobien, also einen Rückzug aus sozialen Kontakten feststellen.

Deshalb spielen beim Krankheitsmanagement neben der medizinischen Behandlung der verletzten Hautläsion noch weitere Momente eine wichtige Rolle, die individuell berücksichtigt werden sollten. Hierzu gehören: Persönlichkeitsaspekte, Bewältigungsstrategien, Lebensstil, Unterstützung und Akzeptanz durch das soziale Umfeld. Weiterhin kann der Krankheitsverlauf wegen der leichten Erreichbarkeit der Haut durch das Verhalten des Patienten beeinflusst werden. Kratzen, Berühren, Übertreiben oder Vernachlässigen der nötigen Hautpflege können zu neuen Läsionen oder einer verlängerten Heilungsdauer führen.

Nun könnte man fragen, wie viele Hauterkrankungen auch psychische Anteile haben. Die bisherigen Untersuchungen bei zahlreichen Hautpatienten zeigten, dass die Anteile zwischen 30 Prozent bei ambulanten und bis zu 60 Prozent bei stationär behandelten Patienten schwanken. Sicher ist jedenfalls, dass psychische Probleme bei Menschen mit Hautkrankheiten häufiger vorkommen als bei Gesunden. Auch im Vergleich zu anderen Krankheiten scheinen bei Hautproblemen mehr psychische Störungen aufzutreten.

Grundsätzlich geht man heute davon aus, dass Hautkrankheiten einmal eine biologische oder erbliche Grundlage haben, dass andererseits aber auch psychosoziale Einflüsse durch die eigene Psyche und die soziale Situation in der Gesellschaft wichtige Ursachen sind. Man spricht von einem »Bio-psycho-sozialen Krankheitsmodell«.

In der Kommunikation tauschen wir Informationen aus und drücken unsere Emotionen aus. Dies kann verbal, aber auch mittels Mimik, Gestik, Motorik oder Körperhaltung erfolgen. Der nonverbale Anteil beeinflusst den Kommunikationspartner genauso wie gesprochene Worte, er unterstreicht und verstärkt das Gesagte und ruft bestimmte Reaktionen hervor. Beim Menschen gibt es dabei eine Vielzahl nonverbaler Ausdrucksmöglichkeiten: Pupillenvergrößerung (bei Interesse, Erregung), Erröten (bei Scham, Wut, Erregung), Erblassen (bei Angst), Schwitzen und Zittern (bei Wut, Lust, Angst). Interessant ist die nähere Betrachtung der Reaktion des Errötens: Denn es geschieht nicht nur unwillkürlich; der Wunsch, es zu unterdrücken, führt zu verstärkter Selbstaufmerksamkeit und ruft es so gerade verstärkt hervor. Zusätzlich steigert die Schamröte die Aufmerksamkeit der Umwelt und bewirkt damit genau das Gegenteil dessen, was sich der Betroffene eigentlich wünscht – statt sich zu verstecken oder zumindest zu bedecken, fühlt er sich im Mittelpunkt peinlicher Betrachtung: mit dem Gefühl, ertappt worden zu sein.

Das Problem der roten, verletzten Haut betrifft Hautkranke in besonderer Weise. Gerade unsere heutige Leistungsgesellschaft verlangt verstärkten persönlichen Einsatz im Beruf; Selbstdarstellung und Präsentation nehmen eine zentrale Stellung ein. Als Voraussetzung für eine erfolgreiche Karriere gelten ein gepflegtes Äußeres und eine positive Lebenseinstellung. Obwohl der somatische Krankheitswert in vielen Fällen relativ gering ist, bekommt eine »ästhetische« Erkrankung in psychischer und sozialer Hinsicht immense Bedeutung. Als Kommunikationsorgan bestimmt die Haut zu einem Teil den ersten »äußeren« Eindruck, den ein Mensch auf seine Umwelt macht, und damit auch das Verhalten, das dem Erkrankten entgegengebracht wird. In diesem Zusammenhang wird von verschiedenen Autoren beschrieben, dass das Risiko des Misslingens einer Kommunikation mit zunehmender Ungewissheit über die Verhaltensnormen und -möglichkeiten des jeweiligen Gegenübers steigt; d. h. die Ungewissheit bezüglich der Umweltreaktion verunsichert Hautkranke also schon vor dem Kontakt mit anderen. Dazu kommen Scham- und Ekelgefühle, die das Selbstbild, Selbstwertgefühl und Selbstbewusstsein weiter verschlechtern. Insgesamt zeigen Hautpatienten häufig eine Beeinträchtigung von Vitalität und Lebensqualität; weitere Folgen sind Leistungsabfall, soziale Isolation, Konflikte in der Partnerschaft oder eine depressive Stimmungslage. Umgekehrt beeinflusst die seelische Belastung auch den Krankheitsverlauf, bei dem der Hautzustand die psychische Beeinträchtigung widerspiegeln kann.

Neben Hautbild und psychischer Reaktion kann auch der häufig vorhandene Juckreiz Wohlbefinden und Konzentrationsfähigkeit vermindern. Dies führt oft zu einem Teufelskreis, in dem Stress (die Hautkrankheit an sich, Konflikte etc.) Juckreiz hervorruft und der Betroffene sich durch Kratzen vorübergehend Linderung verschafft. Der kurzen Entspannungsphase folgen Schmerzen, Schuld- und Schamgefühle wegen der selbst verursachten Verschlimmerung des Hautzustandes, was wiederum einen Stressfaktor darstellt.

Die Erfahrung, dass kranke Haut bei anderen Ekel, Abneigung und Rückzug bewirkt, machen viele Hautpatienten. So untersuchte meine Arbeitsgruppe (Niemeier et al. 1997) die Befürchtungen von Hautkranken, von Hautgesunden besonders in den Bereichen »erotisch-sexuelle Anziehung«, »Wohnnähe«, »persönliche Beziehung«, »gemeinsame Mahlzeiten« und »Ästhetik« abgelehnt zu werden. Da diese Ablehnung in den meisten Fällen tatsächlich stattfindet, reagieren Hautkranke mit psychischer Gehemmtheit und sozialem Rückzug auf die Umwelt. Allein schon die Erwartung eines Stigmatisierungserlebnisses beeinträchtigt die zwischenmenschliche Kommunikation. Weiterhin scheint bei vielen Hautgesunden eine Assoziation von Haut- und Geschlechtskrankheiten zu bestehen. Mangelnde Hygiene und häufig wechselnde Geschlechtspartner werden häufig als Ursachen von Hautkrankheiten vermutet. Zusammen mit ekelbedingten Impulsen zeigen Hautgesunde die Tendenz, möglichen Körperkontakt mit Hautkranken zu vermeiden, da sie von einer Ansteckungsgefahr ausgehen.

Haut und Selbst

Ein Selbst hat der Mensch im Gegensatz zur Haut nicht von Geburt an, sondern es entwickelt sich im Laufe der Zeit. Aus tiefenpsychologischer Sicht besteht es aus verschiedenen Anteilen, die sich zu einer kohärenten und dauerhaften Struktur verbinden, die den Kern der Persönlichkeit ausmacht. Die Selbstpsychologen Milch und Hartmann (1996) bezeichnen das Selbst als eine Art individuelles Weltbild des Menschen, das durch gesellschaftliche Prozesse und persönliche Erfahrungen geprägt ist. Es empfängt Eindrücke, entwickelt Initiativen und Ambitionen und sammelt Ideale, Talente und Fähigkeiten. Psychoanalytisch betrachtet ist es für Wolf (1988) ein organisiertes Prinzip der menschlichen Psyche.

Zur Konsolidierung des Selbst sind u. a. Selbstobjekterfahrungen nötig. Darunter werden stützende Erlebnisse durch Mitmenschen verstanden, die für die emotionale Stabilität benötigt werden. Hierzu schreiben Milch und Hartmann, dass Selbstobjekterfahrungen »wie die Luft zum Atmen lebenslang notwendig sind, um das Selbstgefühl aufrechtzuerhalten«. Positiv erlebte Bezugspersonen wandeln sich beim Kleinkind zu inneren Repräsentanzen, wobei besonders die befriedigende Mutter-Kind-Beziehung eine Voraussetzung für eine starkes Selbst darstellt. Kommt es zur Verinnerlichung eines positiv besetzten Mutterbildes, entsteht eine so genannte »affektive Objektkonstanz«, d. h. das Kind bewahrt sich ein verlässliches inneres Bild auch in Abwesenheit der Mutter. Im dritten Lebensjahr wird die Selbstbildung als abgeschlossen angesehen, und das Erleben eines Selbstwertes, einer eigenen Identität und von Autonomie hat sich etabliert. Dieser Prozess, der zur Erkennung von Selbst und Objekt führt, ist für das Kind schmerzhaft und schwierig; bis zur Objektkonstanz kommt es immer wieder zur Zurückweisung des Liebesobjekts, nach dem es sich eigentlich sehnt.

Einen Zusammenhang zwischen Haut und Selbst herzustellen, erscheint zunächst ungewohnt und schwierig. Die Psychoanalytikerin Klöß-Rotmann (1993) führt weiter an, dass der Hautsinn der einzige selbstreflexive Sinn des Menschen ist. Wer sich selbst berührt, ist gleichzeitig Berührender und Berührter. Auch steht die Haut als Kommunikationsorgan von Geburt an zur Verfügung, dem Kind ist es ohne verbale Verständigung bereits möglich, Affekte zu erleben und mitzuteilen. Das Kind ist insbesondere in der frühen Phase seiner Entwicklung, in der es lernt, sich selbst zu begreifen und seine körperlichen wie psychischen Funktionen wahrzunehmen, darauf angewiesen, durch die Stimulation seiner Haut in Kontakt mit seiner Umgebung zu kommen. Die Unterscheidung zwischen der eigenen Haut und der Haut einer anderen Person, beispielsweise der Mutter, gelingt offenbar noch nicht vollständig. Erst diese Wahrnehmung des Unterschieds zwischen der eigenen Haut und einer fremden Haut, die nicht erlebt wird, macht schmerzlich deutlich, dass man »in seiner eigenen Haut steckt«. Anschaulich kann man dies sehen, wenn kleine Kinder ihre Füßchen in die Luft strecken und schließlich mit den Händen packen und in den Mund stecken. Erst dann entsteht das Gefühl, dass dieser Körperteil zum eigenen Selbst gehört, während das Glockenspiel über dem Bettchen keine Empfindung vermittelt und damit als »fremd« klassifiziert werden kann. Gerade Hauterkrankungen wie die Neurodermitis, die in dieser frühen Lebensphase (häufig im dritten Lebensmonat) entstehen, vermitteln damit ganz unterschiedliche Empfindungen, die eben nicht nur angenehm sind, sondern bei denen von der eigenen Haut auch Juckreiz auslösende Stimuli ausgehen.

In dieser frühen Phase des Lebens lernt der Mensch, seine Haut als schützende Hülle sowohl im körperlichen als auch im psychischen Sinne zu erleben. Wie nachgewiesen werden konnte, haben hautkranke Säuglinge eine von Anfang an gestörte Beziehung zu ihrer Mutter. Neben Scham- und Schuldgefühlen auf Seiten der Mutter wird vor allem die Hautpflege durch die Mutter als widersprüchlich erlebt. Auf der einen Seite wird diese häufig übergewissenhaft durchgeführt und das Kind erlebt verstärkt Zuspruch, Aufmerksamkeit und Hautkontakt zur Mutter. Auf der anderen Seite bedeutet die Zuwendung auch eine schmerzhafte Nähe. Das Berühren der hautkranken Bereiche führt zu Juckreiz und Schmerz, so dass die Berührung als angenehm und unangenehm zugleich erlebt wird. Das Gefühl gemeinsamen körperlichen Wohlbehagens geht verloren und das Selbstwertgefühl der Mutter leidet unter der wiederholten Zurückweisung durch das Kind, welches mit seiner ambivalenten Beziehung zur Mutter nicht richtig umzugehen weiß. Störungen in den Bereichen Vertrauen, Geborgenheit, Bindung, Autonomie, Trennung, Intimität und Alleinsein wirken sich auf die Entwicklung von Körperbild und Selbststrukturen aus. Zum Teil wird sogar angenommen, dass die Funktion der Haut als Begrenzung von Körper und Selbst nur erlebbar wird, wenn eine »haltende« Mutter verinnerlicht wurde. Ist dies nicht der Fall, dann gelänge oft nur eine Pseudounabhängigkeit und die Haut fungiere als Beziehungsorgan, das psychisches und körperliches Erleben abbilde. Eine beschädigte Haut stehe dabei für das beschädigte Selbst.

Weiterhin zeichneten sich Hautkranke durch eine erhöhte Angst vor Selbstverlust aus, wenn es um Bindung oder Trennung eines bedeutsamen Objektes ginge. Der mögliche Objektverlust trete weitgehend in den Hintergrund, die Verschlimmerung der Hautsymptomatik diene vor allem auch dem Selbstschutz.

Beziehungsregulation

Der Wunsch nach vertrautem Nahkontakt, Zärtlichkeit und Bindung, aber auch das Streben nach Abgrenzung von anderen Menschen, nach Individualität und Einmaligkeit gehören zu den Grundbedürfnissen des Menschen. Die Berührung ist sicher die wesentlichste Sinnesempfindung unseres Körpers, die Wissen von Tiefe, Struktur und Form vermittelt und durch die wir fühlen, lieben und hassen, empfinden und empfindlich sind. Nähe-Distanz-Regulationsstörungen sind in der Dermatologie ein bekanntes Phänomen. Schon die geläufige Bezeichnung »Haut als Spiegel der Seele« verweist auf psychosomatische Zusammenhänge. Innere Verletzungen können sich in Form von Hauterkrankungen zeigen, oder diese können als psychisches »Schutzschild« – eine Art Mantel, der vor Durchlässigkeit und Verletzbarkeit schützt – interpretiert werden.

Dass eine Hautkrankheit den Sinn einer produktiven Ich-Leistung haben kann, beschreibt Detig-Kohler (1989) in ihrem Buch *Hautkrank: Unberührbarkeit aus Abwehr?* Hier geschieht die Nähe-Distanz-Regulation durch die Hauterkrankung, wenn die psychische Ebene nicht mehr dazu in der Lage ist. Nähe und Distanz sind also nicht nur anhand von Objekten erfahrbar, auch durch die Haut kann dies erlebbar werden. Ich erinnere mich an einen Patienten mit Neurodermitis, der mit den Worten »Heute gefällt mir meine Haut gar nicht« eine persönlich empfundene Distanz zur eigenen Haut zum Ausdruck brachte. In dieser Objektbeziehung wird zusätzlich ein Selbstaspekt deutlich, die Haut dient als Ausdrucksfläche für das innere Geschehen. Umgekehrt kann man sagen, dass erst die Wahrnehmung der Ich-Grenzen, beispielsweise der Haut als Körperoberfläche, das Empfinden von Nähe und Distanz ermöglicht. Gerade Kinder kratzen sich oft, wenn ihre somatische und seelische Schutzhülle gefährdet ist.

In zwischenmenschlichen Beziehungen sind Worte, Blicke, Sich-Entfernen und Sich-Nähern adäquate Regelmöglichkeiten, deren Wechselspiel die innere Nähe und Distanz der Beziehungspartner bestimmt. Die Haut als Regulierungsobjekt für Nähe und Distanz kommt immer dann zum Einsatz, wenn dies nicht mehr auf psychischer Ebene möglich ist. Bei teilweise gestörter Ich- Funktion werden ungelöste Konflikte auf der somatischen Ebene ausagiert.

In einer Studie zum Sexualverhalten von Patienten mit Schuppenflechte (Psoriasis vulgaris) und Neurodermitis wurde das Erleben von Sexualität und Zärtlichkeit von Hautkranken im Vergleich zu Hautgesunden untersucht (Niemeier et al. 1997). Dabei fanden sich signifikante Unterschiede beim Austausch von Zärtlichkeiten, bei der Gehemmtheit und beim Ausweichverhalten des Partners. Im Vergleich zu gesunden Menschen tauschten Psoriasis- und Neurodermitis-Erkrankte weniger Zärtlichkeiten mit dem Partner aus. Weiterhin fühlten sich Menschen mit Schuppenflechte (Psoriatiker) gehemmter und unfreier in sexuellen Kontakten und berichteten häufiger von Rückzugsverhalten ihrer Partner. Interessanterweise fanden sich jedoch keine Unterschiede hinsichtlich der Zufriedenheit oder unangenehmen Gefühlen bezüglich des Sexuallebens sowie bei der Häufigkeit von Geschlechtsverkehr. Bei der Frage nach der Orgasmushäufigkeit zeigte sich, dass weibliche Hautkranke seltener Orgasmen haben als hautgesunde Frauen. Bei Männern gab es hier keinen Unterschied. Entstellende Hautkrankheiten gehen offenbar mit der Vermeidung von Körperkontakt einher. Leider berichten fast alle Menschen mit Hautkrankheiten, dass sie von ihren behandelnden Ärzten noch nie auf Probleme in der Sexualität angesprochen wurden.

Die Haut als »Spiegel der Seele«?

Der Ausdruck »Haut – Spiegel der Seele« ist insofern falsch, als »Seele« in der deutschen Sprache (im Griechischen haben die Wörter »Psyche« und »Seele« die gleiche Bedeutung) ein eher theologischer Begriff ist. Gemeint ist wohl eher: »Die Haut ist Spiegel der Psyche«, da – wie auch in diesem Buch – davon ausgegangen wird, dass die Haut unsere psychischen Empfindungen und Probleme mehr oder weniger widerspiegelt.

Der Volksmund

Aus dem Volksmund kennen wir viele Äußerungen, die auf einen Zusammenhang zwischen Haut und psychischen Reaktionen hinweisen. In unserer Alltagssprache gibt es z.B. in Verben wie »empfinden, berühren, spüren, fühlen« Hinweise, die Haut- und Selbstempfindungen ausdrücken. Auch Redewendungen wie »nicht in der Haut des anderen stecken wollen«, »das Fell über die Ohren gezogen bekommen«, »seine Haut retten«, »aus der Haut fahren«, »in die Haut eines anderen schlüpfen«, »nicht aus seiner Haut können«, »eine gute Haut sein« zeigen eine Gleichsetzung von Haut und Selbst auf einer übergeordneten Ebene. Man spricht davon, dass etwas »einem unter die Haut geht«, man ein »dickes Fell« hat oder »dünnhäutig« ist, und meint damit, dass man leicht phlegmatisch oder umgekehrt psychisch irritierbar ist. Im Mittelalter wurde der Juckreiz als Foltermethode angewendet, da man schon damals wusste, was heute viele Patienten mit Juckreiz bestätigen: Juckreiz ist schlimmer als Schmerzen! Bei Menschen, die man foltern wollte, ging man so vor, dass sie Salz auf die Fußsohlen gepinselt bekamen; dann wurden sie gefesselt und es wurden Ziegen herbeigeführt, die die Fußsohlen ableckten. Der dabei entstehende Juckreiz war so unerträglich, dass manches Pseudo-Geständnis erfolgte.

Schon Goethe hat von den »sieben Häuten« gesprochen, die ein Mensch ablegen muss, bis er zur Weisheit gelangt.

Woher kommt überhaupt das Wort »Haut«? Es stammt aus dem althochdeutschen »hout«, das sich ähnlich in vielen Worten der indogermanischen Sprachen findet. Eines der bekanntesten Beispiele ist das Wort »house« im Englischen, das die Bedeutung »Hülle« enthält und einen wichtigen Schutzraum bezeichnet.

Wir erleben also die Haut als zentrales Schutzorgan und nehmen ihre Funktionen doch trotzdem kaum wahr, wenn sie nicht erkrankt ist.

Die Haut in der Literatur

Ein Blick in die Beschäftigung der Literaturwissenschaftler mit dem Phänomen Haut zeigt, dass die Haut nicht nur eine medizinische, sondern auch eine kulturgeschichtliche Realität darstellt. Claudia Benthien (1999), die sich intensiv mit diesem Phänomen aus geisteswissenschaftlicher Sicht auseinander setzt, macht deutlich, dass man in der Geschichte sehr verschiedene Anschauungen von der Haut hatte. Im Mittelalter wurde sie als derbe äußere Grenze gesehen, fern von der individuellen Wahrnehmung unserer Zeit. Die Häutung des Menschen, als Ausdruck der Zerstörung der Persönlichkeit, wird ab dem 15.–16. Jahrhundert beschrieben. Die Haut stellt für Schriftsteller häufig die Grenze vor dem Zugang zur Seele oder dem Herzen dar und ist damit eine Barriere für die Emotion, die es zu durchdringen gilt, will man dem »Eigentlichen«, dem »Wirklichen« begegnen. Diese Wirklichkeit ist immer eine emotionale Wirklichkeit.

Benthien setzt sich in ihrem Beitrag in unserem Buch *Die Haut als psychische Hülle* (Brosig & Gieler 2004) mit Georg Büchner auseinander, der in *Dantons Tod* schreibt: »Was weiß ich? Wir wissen wenig voneinander. Wir sind Dickhäuter, wir strecken die Hände nacheinander aus, aber es ist vergebliche Mühe, wir reiben nur das grobe Leder aneinander ab, – wir sind sehr einsam.« (Büchner 2000, S. 9)

Auch eine berühmte Persönlichkeit der französischen Revolution, Jean-Paul Marat, ist insofern eine interessante Figur, als er als mächtiger Revolutionär der französischen Freiheitsbewegung seit 1788 offenbar selbst an einer schweren Neurodermitis litt. Diese Erkrankung führte dazu, dass er sich häufig in Juckreiz lindernden Badezubern aufhielt. Ein Bild des berühmten Malers Jacques Louis David zeigt ihn ermordet in seinem speziell für ihn gezimmerten Badebehälter, in dem sitzend er neue Thesen zur Revolution formulierte. Marat, selbst auch Arzt, löste eine besondere Reaktion bei seinen Anhängern aus, wie überliefert ist: Sie übernahmen den Kratzreflex von ihm und kratzten sich aus Sympathie für ihren Führer ebenfalls tausendfach – ein Beispiel dafür, dass der Juckreiz u. a. auch ein mentales Phänomen ist.

Eine der wohl ältesten Überlieferungen von psychosomatischem Denken bei Hautkrankheiten geben M. und S. L. Shafii (1979) wieder, die eine psychosomatische Behandlung eines Schuppenflechte-(Psoriasis-)Kranken aus dem Jahre 802 n. Chr. beschreiben. Die Autoren zitieren einen Krankenbericht aus einer persischen Schriftensammlung, in der ein Arzt namens »Sahar Maquala« oder »Nizami-I-Arudi« aus Samarkand eine Fallgeschichte schildert, bei der ein Wezir des Kalifen von Bagdad infolge seiner problematischen Vater-Beziehung an einem Ausschlag – »Baras«, vermutlich Psoriasis – litt und von einem der berühmtesten Ärzte der damaligen Zeit, Jasaliq aus Shiraz (Persien), durch Erkennen und Lösung des Konfliktes geheilt werden konnte.

Schon Hippokrates (460–370 v. Chr.) berichtete, dass Angst zu Schweißausbrüchen führen könne. Trotula (gest. 1097 in Italien), eine Ärztin an der Medizinischen Hochschule von Salerno, beschrieb in ihrer medizinischen Enzyklopädie zusammen mit ihrem Mann und ihren Söhnen, die ebenfalls Ärzte waren, die praktische Krankenbeobachtung als wichtigen Teil der medizinischen Ausbildung. Dabei erwähnt sie u. a. auch die Beobachtung des Gesichtsausdrucks und das »Fühlen der Haut« als Teil der Behandlung (Chicago 1987).

Schon 1788 konnte Falconer feststellen: »Kummer führt zu geringerem Schwitzen und lässt die Haut blass werden, was, wie man hört, auch für Neid gilt«.

Auch die Schilderung in *Das Haus der sieben Giebel* von N. Hawthorne aus dem Jahre 1850 lässt darauf schließen, dass bereits im 19. Jahrhundert Kenntnisse über die Zusammenhänge zwischen seelischen Zuständen und Hautreaktionen verbreitet waren: In diesem Roman beschreibt der Autor, dass mehrere Mitglieder einer Familie durch Schreck, Aufregung, Unruhe und Entsetzen an einem Leiden verstarben, das aus der Beschreibung unschwer als hereditäres Angioödem, eine erbliche Erkrankung, bei der es wiederholt zu Schwellungen verschiedener Körperregionen bzw. der Atemwege kommt, zu identifizieren ist. Hawthorne, der dies in seinem Roman als Fluch eines Feindes über die Familie darstellt, beschreibt, dass die Krankheit jeweils in einem Zustand seelischer Spannung zum Ausbruch kam und schließlich zum Tod führte. Wenn man bedenkt, dass die Beschreibung aus dem Jahre 1850 stammt, so bemerkt man – wie Rechenberger (1987) feststellt –, dass der Autor genaue Kenntnis vom Ablauf dieser Erkrankung gehabt haben muss.

Am Ende des 19. Jahrhunderts prägten dann Brocq und Jacquet (1891) den bis heute gebräuchlichen Begriff »Neurodermitis«, der von den Erstbeschreibern als Schwäche der Nerven angesehen wurde und als Entzündung an den Nervenbahnen der Haut. Diese Annahme ist eigentlich insofern falsch, als es sich bei dieser Krankheit zwar durchaus um eine psychisch beeinflussbare Krankheit handelt, die aber nichts mit einer Nervenentzündung zu tun hat. In Deutschland hat sich der Begriff, wohl auch wegen der Assoziation zu Stresseinflüssen, in der Bevölkerung bis heute gehalten und hat inzwischen durch neue Erkenntnisse der Nervenbotenstoffe (vgl. weiter unten den Abschnitt »Haut und Immunsystem«, S. 54 ff.) eine neue Bedeutung bekommen.

Hält man sich vor Augen, dass um die Jahrhundertwende gerade der Neurologe und Neurophysiologe S. Freud (1923) seine ersten Erkenntnisse über das Unbewusste publizierte und in Paris Charcot seine Hypnose-Studien betrieb, so wird verständlich, dass die Darstellung psychosomatischer Aspekte bei Hautkrankheiten bis zu diesem Zeitpunkt – allerdings ähnlich wie die von Hautinfektionen auch – eher Fallbeschreibungen waren. Erst nachdem das Subjekt als Variable in die wissenschaftlichen Untersuchungen eingebaut wurde, kam es zu den entscheidenden Entwicklungen in der Wissenschaftstheorie.

Nicht vergessen werden sollte in dieser Hinsicht Ernst Schweninger (1850–1924), Ordinarius für Dermatologie in Berlin – der dies vermutlich nur werden konnte, da er ein guter Freund und Leibarzt von Bismarck war. Obwohl unter den Vertretern der deutschsprachigen Dermatologie wenig beachtet, legte er zu seiner Zeit wesentlichen Wert auf Massagen und Heilkräuteranwendungen bei Hautkranken. Sein im Bereich der Psychosomatik berühmtester Schüler war Georg Groddeck, der unter Schweningers Anleitung 1889 seine Dissertation *Über das Hydroxylamin und seine Verwendung in der Therapie der Hautkrankheiten* schrieb (Georg-Groddeck-Gesellschaft 1986).

Nicht wegen des Themas, aber aufgrund des Inhalts seiner Schlusshypothesen kann mit der Dissertation – so meine ich – die Geburtsstunde der psychosomatischen Dermatologie angesetzt werden; Groddeck verteidigte sein Thesen am 4. Oktober 1889 in öffentlicher Disputation (Georg-Groddeck-Gesellschaft 1986).

I. Viele Krankheiten sind das Produkt der Lebensweise des Menschen.

Will man sie heilen, so muss man die Lebensweise des Patienten ändern, da man die Krankheit selbst nur in den wenigsten Fällen durch so genannte Specifica angreifen kann.

II. In der Therapie der Hautkrankheiten kommt es weniger auf die Wahl des Mittels als auf die Art der Anwendung desselben an.

III. Die geistige Überlegenheit des Arztes über den Patienten ist mit der wichtigste Faktor zum Gelingen einer Kur.

Thesen der Doktorarbeit von Georg Groddeck, 1889

Groddecks Thesen sind erstaunlich aktuell und könnten in einer heutigen Publikation stehen, sie sind aber umso überraschender, da in dieser Zeit gerade die Naturwissenschaft die aus der Antike stammende »gesunde Lebensführung« (Diätetik) in der medizinischen Lehre verdrängt hatte. Georg Groddeck, der 1934 starb, konnte seinen Erfolg als Begründer der Psychosomatischen Medizin in Deutschland nicht mehr erleben. Graf Keyserling (1979) sah in ihm »weniger den Arzt als den paradoxalen Weisen«. Und: »Sein Nicht-Tun war in geradezu zauberhaftem Grad schöpferisch. Er stand auf dem Standpunkt, dass der Arzt gar nichts weiß, gar nichts kann, möglichst wenig tun soll: Er habe nur durch sein Dasein die eigene Heilkraft des Patienten herauszufordern.« So heilte Groddeck in Baden-Baden mit einer Kombination aus Psychoanalyse, die er früh von Freud lernte, und Massagen. Er kann daher sicher als Begründer der integrativen Psychosomatik verstanden werden.

Groddeck entwickelte in Kenntnis der psychoanalytischen Lehren Freuds nicht nur den von Freud später übernommenen Begriff des Es, sondern zeichnet sich auch durch seine – bei Schweninger gewonnenen – fundierten Kenntnisse psychosomatischer Zusammenhänge bei dermatologischen Krankheiten aus, die in seinen Publikationen, wie z.B. in *Das Buch vom Es* (Groddeck 1979), deutlich werden.

Entwicklungspsychologie der Haut

Die Haut hat ihre eigene Entwicklung. Ihre Entstehung ist beim Menschen schon sehr früh in der Entwicklung angelegt. Bereits in der siebten Woche eines Embryos ist die Haut mehr als nur die Begrenzung von Zellen und erfüllt ihre eigene Funktion. Während der Geburt wird die Haut natürlich sehr stimuliert, und nach der Geburt empfindet der Säugling durch die Haut Wärme, Berührung und Kontakt. In dieser Phase, die auch als taktile Phase der Entwicklung angesehen wird – siehe Abbildung 2 –, ist die Stimulation der Haut sehr wichtig.

In bestimmten Regionen Indiens stimulieren die Mütter die Haut ihrer Babys kurz nach der Geburt durch intensive Massagen und Anwendung von seifenähnlichem Schlamm. Dies wird vor allem aus Angst vor Neurodermitis gemacht und es scheint tatsächlich zu funktionieren, da in dieser Gegend weniger Kinder Neurodermitis haben. Berührung ist auch bei Tieren zum Teil lebensnotwendig. So überleben kleine Katzenjunge meist nicht, wenn ihre Mutter sie nicht im Genitalbereich ableckt, um dadurch den Urinabgang zu stimulieren.

Sind in der taktilen Phase der Entwicklung bereits Hautkrankheiten vorhanden, so werden sie meist recht gut in das eigene Persönlichkeitsbild eingebaut. Bei Kindern, die z.B. mit einem so genannten Feuermal auf die Welt kommen und bei denen manchmal die Hälfte eines Gesichts davon betroffen ist, ist diese

Entwicklungspsychologie der Haut

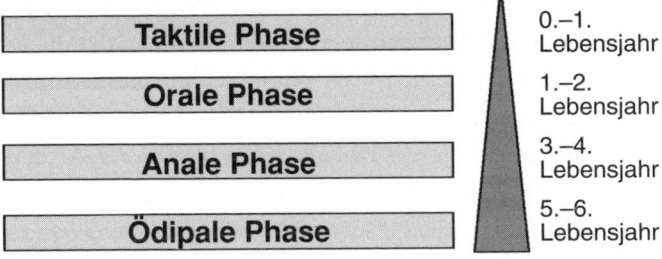

Taktile Phase	0.–1. Lebensjahr
Orale Phase	1.–2. Lebensjahr
Anale Phase	3.–4. Lebensjahr
Ödipale Phase	5.–6. Lebensjahr

Abbildung 2: Entwicklungsphasen des Menschen

Anomalie der Haut für die Umwelt deutlich sichtbar und ist sicher auch nicht angenehm. Sie stellt aber für diese Kinder – vorausgesetzt, es hat in der weiteren Entwicklung keine schwierigen Ablehnungen gegeben – häufig kein besonderes Problem dar. Die Kinder kennen sich nicht anders und haben sich auch nicht anders kennen gelernt. Der erste Blick in den Spiegel, bei dem das Kind sich selbst erkennt, stellt hier die Weichen. Diese für die psychische Entwicklung notwendige Auseinandersetzung mit dem eigenen Körper und seiner Außengrenze wird meist nicht bewusst wahrgenommen. Dagegen sind Jugendliche mit Schuppenflechte (Psoriasis), die später, nach Abschluss ihrer Persönlichkeitsentwicklung, eine solche Hauterkrankung entwickeln, oft deutlich eingeschränkt, da sie zunächst ihr Körperbild entwickelt haben und dann durch die Krankheit erfahren müssen, dass ihr eigenes Bild von sich selbst nicht dem entspricht, was die Haut ihnen demonstriert. Ein Patientin mit Schuppenflechte seit dem 12. Lebensjahr drückte dies einmal so aus: »Ich habe immer das Gefühl, dass die Schuppenflechte verhindert, dass ich Kontakt mit Jungs bekomme. Ich halte meine Haut nicht mehr aus, ich möchte alles tun, um eine gesunde Haut zu bekommen, um die Einschränkungen nicht erleben zu müssen, es ist die Hölle.«

Ein wichtiger Meilenstein in der Entwicklung des Menschen ist die Pubertät; auch hier ist die Haut von großer Bedeutung. Gerade in dieser psychisch so sensiblen Phase, in der die eigene Persönlichkeit ausreift, treten häufig Hauterkrankungen wie Akne auf, und die Beschäftigung mit dem Äußeren, die Zufriedenheit mit dem eigenen Körper, muss sich hier ganz neu formieren. Sulzberger und Zaidens (1948), zwei Hautärzte, haben schon 1948 Folgendes geschrieben: »Es gibt möglicherweise keine einzige Erkrankung, die mehr psychischen Stress, mehr Fehlanpassung zwischen Eltern und Kindern, mehr generelle Unsicherheit und Minderwertigkeitsgefühle sowie eine Unmenge psychischer Leiden hervorruft als die Akne vulgaris.«

In der Phase der Pubertät hat die Haut insofern eine besonders große Bedeutung, als sie uns Stabilität und Sicherheit vermittelt, wenn sie intakt ist. Gerade in einer Zeit, wo Schönheit und ein gepflegtes Äußeres so bestimmend sowohl für befriedigende Sozialkontakte als auch für den gelingenden Berufseinstieg sind, können sich Störungen der Haut auf die psychische Stabilität massiv auswirken.

Die Haut als psychische Stütze

Wenn wir uns in der eigenen Haut wohl fühlen, bemerken wir diese nicht oder kaum. Sie vermittelt uns Sicherheit und Stabilität. Doch wie sehr nehmen wir die Veränderung wahr, wenn wir uns nur leicht verletzen und eine kleine Hautwunde entsteht! Der Schmerz, die Verletzlichkeit, wird sofort deutlich; wir spüren sehr schnell, wie stark wir diese Schutzschicht benötigen, um nicht der Umwelt ausgeliefert zu sein. Andererseits sind Maßnahmen, die unsere Haut stimulieren, fast immer besonders angenehm Das entspannende Bad, die erfrischende Dusche, das Einkuscheln in die Bettdecke oder die Berührung eines geliebten Menschen vermitteln uns Wohlbefinden über die Haut, über das Spüren unserer Hülle.

Wie wichtig dies ist, schildern Menschen, die plötzlich von Hautkrankheiten betroffen werden und diese zunächst schlecht ertragen können oder wollen. Sie laufen oft von Hautarzt zu Hautarzt, suchen nach Auswegen und fangen an, über die Pflege der Haut und die Belastung durch verschiedenste Dinge wie falsche Ernährung, ungesundes Klima und psychische Probleme nachzudenken. Ein Fallbeispiel:

Eine Lehrerin an einer Berufsschule suchte mich eines Tages auf, da sie mit ihrer juckenden und veränderten Haut nicht mehr so weiterleben wollte. Sie war nicht selbstmordgefährdet, aber diese juckende und entstellt wirkende, für sie selbst auch eklig erscheinende Haut wollte sie nicht mehr haben. Natürlich wusste sie, dass die Veränderungen auch mit Stress zu tun haben könnten, den sie in ihrem beruflichen Umfeld vermutete, denn sie fühlte sich hier oft überfordert und erlebte sich als unzulänglich. Ihre persönliche Situation schien ihr dagegen ganz in Ordnung zu sein. Sie lebte als Single, hatte schon mal eine längere Beziehung zu einem Mann gehabt, der sich jedoch als ziemlicher Chauvinist erwiesen hatte und mit überzogenen Erwartungen an sie als Frau und mögliche Ehefrau herangereten war. So trennte sie sich von ihm, hatte ein schlechtes Gewissen dabei, da sie sich egoistisch und selbstbezogen vorkam. Erst im Verlauf weiterer Gespräche wurde deutlich, dass sie ganz ähnliche Erlebnisse mit ihrem Vater hatte, der ein zurückgezogener, depressiver Mensch war, der die fünf Kinder kaum beachtete und sich nur mit seinem Beruf beschäftigte. Einmal erinnerte sie sich, dass sie von den Eltern einfach vergessen worden war und als Vierjährige ganz unsicher und verzweifelt Halt gesucht hatte, aber es war keiner mehr zu Hause gewesen.

Mit so einem Mann wie ihrem Vater wollte sie eigentlich nichts zu tun haben, so unemotional und beziehungslos wollte sie nicht leben. Merkwürdigerweise sah ihr Leben jedoch ziemlich ähnlich aus wie das ihres Vaters: Sie hatte zwar Freunde, mit denen sie ausging, aber sie zog sich auch gerne und schnell zurück; sie fühlte sich leicht unsicher und wusste nie genau, ob eine Entscheidung nun richtig war oder nicht. Selbst berufliche Erfolge wie die Durchführung eines Projekts an ihrer Schule, für das sie viel Anerkennung erhalten hatte, vermittelten ihr nicht wirklich innere Zufriedenheit. Es gelang ihr nicht, sich in ihrer Haut richtig zu Hause zu fühlen, und so war es letztlich gar nicht so merkwürdig, dass ihre Haut in einer Situation, in der sie entscheiden musste, ob sie ihr Leben lang weiter so dahinvegetieren wollte oder ein selbstbewusstes Leben als Frau und auch Partnerin führen wollte – Angebote von Männern gab es durchaus einige –, eine Neurodermitis entwickelte. Im Laufe der psychotherapeutischen Gespräche gelang es ihr, eine vaterähnliche Beziehung zu mir als Therapeut herzustellen, die ihr durchaus bewusst war und die sie nutzen konnte, um sich ein anderes – differenzierteres – Männerbild anzueignen und die eigenen Selbstabwertungen zu hinterfragen. Verbunden mit einer optimierten Hautpflege, die sie vorher aus Ablehnung und Ekel vor sich selbst kaum durchgeführt hatte, konnte sie so neue Erfahrungen in Begegnungen machen: Sie erlebte sich selbst als wertvollen Menschen und die Haut zeigte keine neuen ekzematösen Reaktionen mehr. Sie hatte anscheinend gelernt, ihre Haut als sichere psychische Stütze zu erfahren, die ihr signalisierte, wenn sie sich unsicher und ungeliebt fühlte. Sie wusste dann, dass sie sich in solchen Situationen vermehrt um sich selbst kümmern sollte und die Liebe, die sie vermeintlich oder auch tatsächlich nicht von außen bekam, sich nun als Erwachsene selbst geben musste.

Das Beispiel zeigt, dass die Haut uns eine psychische Stütze sein kann, auch wenn sie nicht intakt, sondern gerade eben entzündet oder verändert ist. Sie hilft, unsere eigenen Stimmungen und Einstellungen zu uns selbst widerzuspiegeln, weshalb sie ja auch als »Spiegel der Seele« bezeichnet wird. Wir werden im Kapitel über Selbstverletzungen bei Menschen mit starken psychischen Problemen sehen, dass die Haut immer dann, wenn die psychische Stütze wackelt und sich als nicht stabil erweist, binnen Sekunden reagiert und es in manchen Fällen sogar dazu kommt, dass man sich selbst verletzt, um sich wieder zu spüren und nicht seine psychische Integrität zu verlieren. Auch hier demonstriert dann die zerstörte Haut die zerstörte oder gefährdete Psyche und die selbst beigefügten Wunden sind eine Art Hilferuf, um auf die schlummernden Konflikte hinzuweisen. Gerade bei diesen schwer verständlichen Handlungen, die in unserer postmodernen Gesellschaft leider immer häufiger werden, scheint die Haut die Psyche zu stabilisieren, indem sie sich als Zerstörungsobjekt anbietet und so die komplette psychische Destabilisierung zumindest vorübergehend verhindert werden kann. Wenn der psychische Konflikt nicht mehr ertragen werden kann, werden die psychischen Spannungen so stark, dass es keinen Ausweg mehr zu geben scheint und in der Zerstörung der eigenen Haut im Sinne eines »Ventils« Entspannung gesucht wird. So gelingt es durch die Verletzung der eigenen Haut, die innere Spannung zu vermindern und damit die gefährdete Psyche kurzfristig zu stabilisieren. Die Haut spiegelt damit aber gleichzeitig gerade diese innere Verletzung wider.

Ashley Montagu betont, dass die Hautstimulation ein lebenswichtiges Grundbedürfniss ist: »Ich glaube, wir können mit Sicherheit sagen, dass das nicht angefasste Tier ein emotional unbefriedigtes Wesen ist. Man hat die Befriedigung taktiler Bedürfnisse bisher nicht als lebenswichtig betrachtet, das heißt, wenn man lebenswichtig so definiert, dass ein Bedürfnis erfüllt werden muss, wenn der Organismus überleben soll. Tatsächlich ist das Berührungsbedürfnis aber ein Lebensbedürfnis, denn es muss befriedigt werden, wenn der Organismus weiterleben soll. Hört die Hautstimulation vollkommen auf, dann stirbt der Organismus.« (1980, S. 144)

Schönheit und Haut

»Die Schönheit der Haut«, schrieb schon Hufeland 1789, »ist nichts mehr und nichts weniger als Gesundheit der Haut, eine reine Abspiegelung der inneren Harmonie des Körpers in seine Oberfläche, wenn ich so sagen darf die sichtbare Gesundheit.« Wir verbinden mit der Haut direkt Schönheit. Überraschend ist aber, dass laut der Shell-Jugendstudie immer mehr Jugendliche und junge Erwachsene die letzten Jahrzehnte über mit ihrer Haut und Schönheit unzufrieden sind. Ca. 4 Prozent der Jugendlichen fühlen sich sogar so entstellt, dass man von einem Entstellungssyndrom sprechen muss. Und dies, obwohl – oder gerade weil? – die Kosmetik-Industrie immer mehr Umsätze macht. Im Jahre 1998 wurden immerhin 8,8 Milliarden € für Körperpflegemittel ausgegeben (Newman 2000). Auch die Barbie-Puppe scheint hierauf Einfluss zu haben, vermittelt sie doch vor allem kleinen Mädchen, die durch das Spielen mit Puppen lernen, wie Menschen aussehen, dass die Haut keinen einzigen Makel zu besitzen hat, keinen Leberfleck, kein Muttermal an der falschen Stelle und dass die Haare perfekt und voll sein müssen. Wie soll sich später ein solcher Mensch fühlen, wenn der Spiegel immer wieder deutlich zeigt, dass man selbst diesem Ideal nicht entspricht? Nach Statistiken sehen nur 0,2 Prozent aller Menschen so aus wie diejenigen, die uns aus den Illustrierten und von den Werbeplakaten herab anlächeln. Eine strahlend glatte und makellose Haut wird immer wieder mit Schönheit verbunden und auch die ideale Bräunung färbt im wahrsten Sinne des Wortes auf die Menschen ab. Die Hersteller von Sonnenschutzmitteln haben den Farbton der Haut auf Werbeplakaten inzwischen etwas reduziert, weil eindeutig erwiesen ist, dass Alterungsvorgänge und die Entstehung von Hautkrebs mit Dauer und Intensität der Sonnenbestrahlung sowie dem Hauttyp zusammenhängen.

Ein altes syrisches Sprichwort sagt:»Des Menschen Schönheit liegt in der Gesundheit seiner Haut und sein Elend in ihrer Krankheit.« Vor allem das Gesicht bringt die Persönlichkeit zum Ausdruck und ist mit dem Körperbild untrennbar verbunden. Aristoteles wies auf die besondere Eigenheit des menschlichen Gesichtes hin und unterstrich, dass nur der Mensch ein Gesicht hat, bei Tieren wird nicht von Gesicht gesprochen.

Auch in den Ursprüngen der Nomenklatur der Hauterkrankungen zeigt sich, welche Vorstellungen die Ärzte früherer Zeiten von Hautveränderungen hatten: Das Wort »Ekzem«, das die häufigste Hauterkrankung überhaupt bezeichnet, kommt von *»ekzeo – ich koche«* und weist auf die brodelnde Natur der Hautentzündung hin. Die Schuppenflechte, die ca. 3 bis 5 Prozent der Bevölkerung betrifft, wird mit dem Fachausdruck Psoriasis bezeichnet und leitet sich von griechisch *»psor – die Räude«* ab.

Wen wundert es da, dass sich heutige Menschen viele Gedanken machen, wenn sie eine »unreine Haut« haben. Manchen scheint dies nichts auszumachen, andere meinen, sie hätten eine unreine Haut, auch wenn die Umgebung dies nicht nachempfinden kann. Unreine Haut hat demnach immer etwas mit der psychischen Befindlichkeit zu tun. Nach der Studie einer Frauenzeitschrift hatten von über 3000 befragten Personen 15 Prozent der Frauen und 13 Prozent der Männer Probleme mit ihrer Haut und ihrem Gesicht – nach Schwierigkeiten mit dem Gewicht die am häufigsten genannte Problematik. In Bezug auf die Belastung durch dauerhafte negative Veränderungen gaben etwa ebenso viele Frauen und Männer an, sehr deutlich darunter zu leiden. 15,8 Prozent der Frauen und 10,9 Prozent der Männer von per Stichprobe ausgewählten Lesern einer Zeitschrift empfanden ihr Gesicht als hässlich und fühlten sich in ihrem Körperbild beeinträchtigt. Frauen glauben nach dieser Studie insgesamt besser auszusehen, leiden aber auch mehr unter vermeintlich schlechtem Aussehen.

Attraktive Menschen werden als glücklicher, empfindsamer, warmherziger, ausgeglichener und geselliger erlebt und haben einen besseren Ruf als weniger gut aussehende Vergleichspersonen. Körperbild und Haut stehen in einer engen Beziehung zueinander, wie Jourard (1966) in einer empirischen Studie zur Erforschung der Körpererfahrung zeigen konnte. Er stellte fest, dass Probanden, die sich als körperlich attraktiv einschätzten, mehr Körperkontakt hatten als diejenigen, die sich als normal oder weniger attraktiv einschätzten.

Unreine Haut wird bis zum heutigen Tag mit Aussatz und Geschlechtskrankheiten in Verbindung gebracht. Nicht von ungefähr wurde im Mittelalter die Syphilis dem jeweils anderen unterstellt, weshalb sie so viele Namen hat: französische Krankheit, das italienische Übel oder das spanische Leiden. Die Haut wird in der Werbung als erotisierendes, anziehendes Medium benutzt; wenn sie unrein ist, schafft sie Distanz, stößt ab, bewirkt Ekel. Eine unreine Haut verhindert Freundschaften, Liebesbeziehungen und berufliches Fortkommen.

Das Selbstwertgefühl leidet stark, schwere psychische Störungen sind nicht selten die Folge. So beginnt ein Teufelskreis: Zunehmende Angst und Depression, soziale Isolierung und Minderwertigkeitsgefühle erzeugen Stress; dieser verschlimmert die unreine Haut noch mehr. Werbeanzeigen wie »Pickel essen Seele auf« deuten auf diese Problematik hin. Auffällig ist, dass die Hautkranken selbst am meisten unter der »unreinen« Haut leiden, Hautgesunde betrachten die Veränderungen lediglich interessiert, während die Betroffenen die Veränderungen verachten und sich selbst Vorwürfe machen und Schuldgefühle haben, wie sozialpsychologische Studien zeigen konnten.

Die Ablehnung unreiner Haut besteht vor allem bei Personen mit niedrigerer Bildung (Gloor et al. 1979). Die Angst, von seinen Mitmenschen wegen unreiner Haut abgelehnt zu werden, ist durchaus begründet. In einer Untersuchung (Bergler 1979) zu Körperpflege und Persönlichkeit bei 100 Frauen zwischen 25 und 30 Jahren wurde festgestellt, dass eine hohe Hautsensibilität, Befürchtungen über die zukünftige Entwicklung der eigenen Hautbeschaffenheit sowie die Annahme, dass eine gut aussehende Haut ungemein wichtig für gelingende Sozialkontakte sei, zu einem eindeutig höheren Verbrauch von Tagespflegecremes, Reinigungsmilch und pharmazeutischen Hautpräparaten führen. Für Personen, deren Selbstwertgefühl aufgrund ihres äußeren Erscheinungsbildes beeinträchtigt ist, haben Baden und Duschen wesentliche Bedeutung für Selbstbejahung und ein positives Körpergefühl. Aus dieser Untersuchung kann abgeleitet werden, dass das Äußere eines Menschen (Körperbild, Kleidung, wahrnehmbare Körperpflege und auch Kosmetikverhalten) ein Bestandteil der so genannten nonverbalen Kommunikation zwischen Menschen ist. Physische Attraktivität scheint gleichbedeutend zu sein mit sozialer und charakterlicher Attraktivität.

Aber Schönheit kommt bekanntlich auch von innen. Bereits Sigmund Freud, der Begründer der Psychoanalyse, hat über die Haut gesagt: »Die Haut entspricht zwei Empfindungen: Die eine ist eine innere Wahrnehmung, die andere eine äußere Wahrnehmung« (Freud 1923). Wichtig ist auch, ob wir morgens in den Spiegel schauen und uns unbewusst selbst annehmen und akzeptieren oder eher Gedanken haben wie »Ich sehe schrecklich aus«, »So kann ich mich nicht zeigen« usw. In Bezug auf die Wahrnehmung unserer Schönheit spielt die innere Einstellung und damit das, womit wir uns gedanklich beschäftigen, eine wesentliche Rolle.

Leiden an der Haut – Epidemiologie

Hautleiden stellen mit die häufigsten Krankheitsbilder dar, auch wenn sie in aller Regel nicht lebensbedrohlich sind. Krankheiten wie Akne, Allergien der Haut, Schuppenflechte, Nesselsucht und gutartige Hautveränderungen wie Leberflecke, Warzen u. Ä. kommen in den allgemeinärztlichen Praxen bei ca. 20–30 Prozent aller Menschen vor, die einen Arzt aufsuchen.

Wie schon weiter oben beschrieben, schwanken die Angaben, wie häufig Hauterkrankungen mit psychischen Konflikten einhergehen oder sogar eine vom Arzt diagnostizierte psychische Erkrankung vorliegt, in einem Rahmen zwischen 25 und 70 Prozent, je nachdem, welche Gruppe von Menschen oder Patienten untersucht wird. Hierbei ist zu berücksichtigen, dass es verschiedene Arten von Hauterkrankungen gibt sowie ganz verschiedene psychische Probleme (Picardi et al. 2000). Diese müssen nicht immer in einem Zusammenhang stehen, man kann – wie der Volksmund so schön sagt – auch »Läuse und Flöhe gleichzeitig« haben. Insofern wird nur der fachlich geschulte Arzt oder Therapeut in der Lage sein, zu entscheiden, ob die Hautkrankheit und die psychische Erkrankung ohne Zusammenhang nebeneinander bestehen – dies nennt man Koinzidenz – oder ob die psychische Erkrankung die Hautkrankheit mit ausgelöst hat bzw. – und dies ist sicher der häufigste Fall – die psychische Störung der bestehenden Hautkrankheit folgt. Nicht jede Neurodermitis hat unbedingt etwas mit Stress zu tun, nur weil das Wort »Neuro« in der Diagnose vorkommt. Viele Menschen neigen dazu, den Einfluss psychischer Faktoren überzubewerten; nicht jede Hautveränderung, bei der es keine Erklärung über deren Entstehung gibt, ist gleich eine psychosomatische Reaktion. Einen psychosomatischen Zusammenhang sieht man erst dann als gegeben an, wenn es eine eindeutige zeitliche und in der eigenen Lebensgeschichte verstehbare, psychologische Erklärung gibt. Meine Forschungsgruppe konnte in einer Untersuchung, bei der alle Patienten erfasst wurden, die sich in der Ambulanz einer Universitäts-Hautklinik vorstellten, zeigen, dass bei 18 Prozent all dieser Menschen keine eindeutige Erklärung ihrer Hautreaktion möglich war; der dringende Verdacht lag nahe, dass es sich um eine psychosomatische Reaktion der Haut handelte (Stangier et al. 2003).

Sollte es also einmal vorkommen, dass Ihr Hautarzt Ihnen den Zusammenhang einer Hauterkrankung nicht logisch und folgerichtig erklären kann, so besteht grundsätzlich schon der Verdacht, dass es sich in diesem Fall um eine auch psychisch mitbegründete bzw. psychosoziale Konflikte nach sich ziehende Hautveränderung handeln könnte. Es ist in einem solchen Fall sehr wichtig, dass man dem Arzt Gelegenheit gibt, mögliche Einflussfaktoren psychosozialer Natur mit in die Überlegung einzubeziehen. Nur dann kann entschieden werden, ob diese Aspekte zu vernachlässigen sind und ob vielleicht eine gezielte psychosomatisch-psychotherapeutische Behandlung weiterhelfen könnte. Hierzu ist es natürlich auch erforderlich, keine Hintergründe zu verschweigen, denn selbst der beste Psychosomatiker ist kein Hellseher!

Häufig kommen Patienten erst dann zum Psychosomatiker, wenn sie von den Hautärzten wegen Schwierigkeiten weitergeleitet werden oder sich kein therapeutischer Erfolg einstellt. Eine zu spät erfolgte und möglicherweise mit latent aggressivem Unterton erstellte Überweisung zum Psychotherapeuten führt dazu, dass der Patient gekränkt wird und Schuldgefühle oder Aggression in ihm geweckt werden. Der Misserfolg einer Psychotherapie ist damit häufig vorprogrammiert.

Hautkranken Patienten kann eine psychosomatische Behandlung von einem Dermatologen wesentlich leichter nahe gebracht werden, da sowohl Schwellenängste als auch möglicherweise bestehende Vorurteile gegenüber Psychotherapeuten und psychosomatischen Kliniken weniger zum Tragen kommen. Eine Untersuchung an 205 Melanompatienten im Stadium I und II zu ihrer Einstellung gegenüber unterstützenden psychotherapeutischen Maßnahmen kommt zu dem Ergebnis, dass 59 Prozent der Melanompatienten zusätzliche stützende Gespräche mit dem behandelnden Dermatologen und 20 Prozent Gespräche mit einem Psychotherapeuten sinnvoll fanden (Söllner et al. 1996). Diese Ergebnisse unterstreichen, wie notwendig intensivere Gesprächsangebote durch die behandelnden Ärzte und deren Ausbildung in psychosomatischer Grundversorgung sind. Ein weiteres Ergebnis dieser Studie war, dass die Unterstützung durch einen Psychotherapeuten vom Patienten nicht als Alternative zur somatischen Betreuung gesehen wurde; Melanompatienten, die eine psychotherapeutische Hilfe wünschten, wollten vielmehr von beiden gemeinsam betreut werden.

Da Menschen, die von einer Hautkrankheit betroffen sind, sich natürlich häufig eine zusätzliche Hilfe wünschen, wäre es umgekehrt auch interessant festzustellen, wie häufig die Fachleute eine solche Unterstützung für notwendig halten. Wir haben 1999 einmal bei allen Hautkliniken und deren leitenden Hautärzten nachgefragt, wie denn diese Unterstützung konkret aussieht. Ungefähr die Hälfte aller Kliniken hat uns geantwortet, vermutlich eher diejenigen, die psychische Aspekte bei Hautsymptomen auch wichtig finden. Bei denen, die uns eine Antwort geschickt haben, wurde deutlich, dass bei ca. 5 Prozent der behandelnden Hautärzte durch eine entsprechende Ausbildung eine gewisse Fachkompetenz hinsichtlich psychosomatischer Zusammenhänge besteht, und fast 70 Prozent all dieser Hautkliniken geben an, dass sie irgendeine Art von zusätzlicher Ver-

sorgung ihrer Patienten durch Überweisung zu einem Psycho-
therapeuten/Psychiater/Psychologen bereitstellen und diese
Zusammenarbeit auch sehr schätzen. Es wird von den leitenden
Hautärzten jedoch sehr unterschieden, bei welchen Erkrankungen solche Aspekte mit einbezogen werden. Bei Selbstverletzungen werden fast immer psychische Zusammenhänge angenommen, bei Neurodermitis auch sehr häufig, während andere
Erkrankungen wie die übermäßige Schweißneigung, die Hyper-
hidrose, eher weniger mit Stresseinflüssen in Zusammenhang
gebracht wird. Dies kann natürlich daran liegen, dass man heute
eine überstarke Schweißbildung mit Medikamenten wie dem
Botulinustoxin bekämpfen kann, jedoch ist es für die Betroffenen meist dennoch evident, dass Stresseinflüsse die Schweißbildung deutlich verstärken können. Die leitenden Hautärzte
waren jedoch nur knapp zur Hälfte der Meinung, dass die
Betreuung zum betreffenden Zeitpunkt ausreichend war, sie
wünschten sich fast immer ein besseres Angebot, das infolge der
Einschränkungen im Gesundheitssystem leider häufig nicht zu
realisieren ist (Gieler et al. 2001).

Haut und Gehirn

In der Haut selbst (siehe Abbildung 1, S. 15) reichen die End-
fasern der Nervenendigungen bis direkt an die Oberfläche heran
und hören keineswegs, wie man früher angenommen hatte, an
der basalen Grenzschicht der Haut auf (siehe Abbildung 3, S. 50).
Diese Nervenendigungen sind in ihrer Funktion bis heute noch
lange nicht alle erforscht; es gibt eine Vielzahl von verschiedenen
Tastkörperchen. Auch die Tatsache, dass die Nervenendigungen,
die die Information des Juckreizes in das Gehirn weiterleiten,
offenbar andere sind als diejenigen, die uns Schmerzen vermitteln, konnte erst in den letzten Jahren von einer deutschen For-

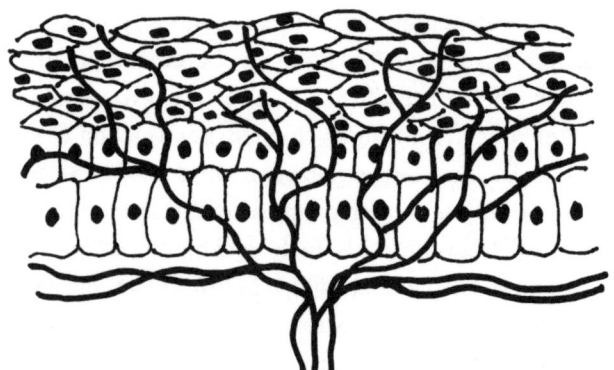

Abbildung 3: Nervenendigungen reichen bis an die obersten Hautschichten heran

schergruppe um Martin Schmelz aufgezeigt werden. Bisher ging man davon aus, dass Juckreiz lediglich in anderer Qualität in den Schmerzleitungsbahnen weitergeleitet wird, was die Tatsache erklären sollte, dass jemand sich lieber Schmerzen zufügt, als den Juckreiz auszuhalten. Nun aber scheint nachgewiesen, dass die Vermittlung von Juckreiz über eigene Juckreizbahnen erfolgt, die über das Rückenmark Informationen an das Gehirn weitergeben, und dass diese Vermittlung eine eigene Qualität hat. Bisher ist fast noch nichts darüber bekannt, wie Juckreiz eigentlich im Gehirn aufgenommen und verarbeitet wird. Anthropologen gehen davon aus, dass Juckreiz ein sehr altes, archaisches Sinnesempfinden darstellt, das dem Menschen eine Gefahr signalisierte, z. B. wenn ein gefährliches Insekt sich auf seine Haut setzte. Aus diesem Grund ist der Tastsinn auch in den ältesten Hirnanteilen des Menschen, im Stammhirn, lokalisiert. Auch die Tatsache, dass der Mensch sich praktisch nicht selbst kitzeln oder bei sich selbst Juckreiz auslösen kann, wie dies in einer englischen Doktorarbeit beschrieben wurde (Blakemore et al. 1998), zeigt, dass unser Nervensystem in der Lage ist, zwischen Fremd- und

Eigenwahrnehmung zu unterscheiden. Dies wird dann verständlich, wenn man sich verdeutlicht, dass das Gehirn die eigene Berührung bereits als eigenen Impuls registriert hat, noch bevor das Signal »taktile Stimulation« im Gehirn ankommt. Dies geschieht offenbar über Stammhirnanteile, die uns vermitteln: »Hier besteht keine Gefahr!« Deshalb kann die Berührung seiner selbst auch nicht primär als bedrohlich erlebt werden.

Hinsichtlich des Juckreizes scheinen die Probleme vielfältiger zu sein. Bisher weiß man lediglich, dass der Juckreiz in den verschiedensten Anteilen des Gehirns aktiviert wird, was seine Erforschung nicht gerade erleichtert. Nur ein kleiner Teil der Juckreizstimulationen wird bewusst registriert, der größte Teil wird in den uns nicht zugänglichen bzw. unbewussten Gehirnanteilen registriert und verarbeitet, was vielleicht auch die unterschiedlichen Reaktionsorte bei Juckreiz erklären könnte (siehe Abbildung 4, S. 52).

Ähnlich verhält es sich mit dem Tastsinn und der taktilen Stimulation bei sexuellen Reizen. Auch diese – vor allem die sexuellen Reize – werden durch bestimmte, unbewusste Anteile des Gehirns geschleust und dort verarbeitet. Hier ist vor allem das so genannte anteriore Cingulum zu nennen, ein Bereich, der offenbar die emotionalen Anteile unserer Wahrnehmung verschaltet und in die bewussten Anteile des Gehirns weiterleitet. Der Juckreiz wiederum ist ja dadurch definiert, dass er mit einem automatischen Impuls zum Kratzen einhergeht, wie bereits in der ersten Beschreibung des Juckreizes (Hafenreffer 1660) im 17. Jahrhundert dargelegt ist. In den bisher sehr wenigen Gehirnstudien zum Juckreiz kann man sehen, dass tatsächlich die Anteile des Gehirns, die den motorischen Impuls zu kratzen vermitteln, mit aktiviert werden.

Die moderne Hirnforschung zeigt jedoch, dass gerade das Wahrnehmen von Empfindungen sehr komplexe Prozesse im Gehirn darstellt. Hirnforscher wie Joseph LeDoux sind sogar der Mei-

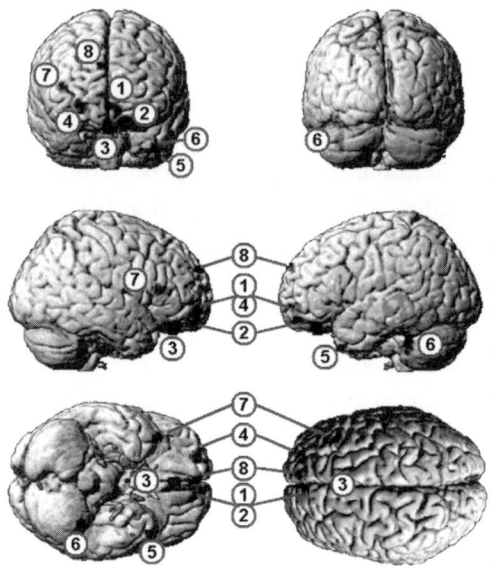

Die Punkte 1–8 geben die Regionen an, in denen im Gehirn eine Juckreizaktivität registriert werden kann. Die Regionen befinden sich in Stammhirnanteilen und in emotionalen Gehirnregionen.

Das Bild wurde uns freundlicherweise von Herrn Dr. B. Walter, Bender Institute for Neuroimaging der Universität Gießen, zur Verfügung gestellt.

Abbildung 4: Reaktionsorte im Gehirn bei Juckreiz

nung, dass nicht die nervlichen Verbindungen, die Synapsen, das Bewusstsein vermitteln, sondern dass unser Bewusstsein die verschiedensten Verschaltungen gewissermaßen bahnt, was bedeutet, dass wir selbst unsere eigenen nervlichen Verbindungen herstellen, die dann aktiviert oder auch deaktiviert werden. Forscher sprechen vom 21. Jahrhundert als dem Jahrhundert des Gehirns, da viele Erkenntnisse erst gerade begonnen haben, Einzug in das wissenschaftliche Denken zu halten.

In Bezug auf die Haut gab es in den letzten Jahren einige neue Erkenntnisse, die uns unterschiedliche Vorstellungen von der Funktion der Haut-Gehirn-Interaktion vermitteln. So wurde z. B. ein spezieller Kälte-Empfindungs-Rezeptor entdeckt, der speziell Kälteempfindung vermittelt. Die Bedeutung Juckreiz vermittelnder Fasern ist bisher noch nicht genügend erforscht. Wenn wir uns vorstellen, dass jeder Impuls, der unser Gehirn erreicht, sich dort ca. zehntausendfach verstärkt, kann man vielleicht erahnen, in welcher Komplexität das Gehirn arbeitet und damit unsere Empfindungen verändert.

Diese Gehirnaktivität ist auch die Ursache dafür, dass manche Menschen sich selbst als hässlich oder ekelig empfinden, obwohl andere Menschen dies nicht nachvollziehen können. Hier liegt meist im Gehirn eine veränderte Wahrnehmung vor: Es werden andere Regionen aktiviert, diese werden verstärkt und die Aufmerksamkeit des eigenen Beobachtens fokussiert sich immer stärker auf die eigene Haut und die vermeintlich entstellenden Veränderungen. Das Gehirn sendet dann Impulse in Richtung emotionaler Gehirnanteile und verstärkt somit das System. Wenn nun von Außenstehenden gute Ratschläge gegeben werden, können diese vom Gehirn nicht akzeptiert werden. Sie können nur so lange wirksam sein, bis die eigenen Verschaltungen wieder aktiv sind und eine andere Wahrnehmung widerspiegeln. Die Hirnaktivität erklärt ganz gut solche veränderten Wahrnehmungen, die früher mit einfachen Sätzen wie »Das ist alles Einbildung« abgetan wurden. Es ist eben keine Einbildung, sondern eine veränderte Verschaltung von Hirnaktivitäten.

In der nahen Zukunft wird es sicher gerade in der modernen Hirnforschung noch viele weitere Erkenntnisse geben, die den Zusammenhang von psychischen Vorgängen und Hautreaktionen deutlich machen. Zumindest beim Ekel konnte eine Forscherin an der Gießener Psychologischen Universität zeigen, dass dieses Gefühl ganz bestimmte Aktivitäten in Hirnregionen verstärkt, die unserem Bewusstsein kaum zugänglich sind und die uns sehr unüberlegt reagieren lassen. Nur so ist es beispielsweise zu erklären, dass manche Menschen allein durch das Betrachten von Ekel erregenden Bildern schon einen Herpes – die kleinen Fieberbläschen meist an den Lippen – entwickeln können, wenn sie zu dieser Hautreaktion neigen (Buske-Kirschbaum et al. 2001).

Haut und Immunsystem

Die Haut ist ein Immunorgan, das in vielfältiger Weise hilft, dass unsere Umwelt dem Körper nicht schadet. Manchmal neigen die Haut und ihre Abwehrzellen dann allerdings dazu, in überschießender Weise einzugreifen. Dann liegt das vor, was man als Allergie bezeichnet.

Um die psychosomatischen Reaktionen der Haut verstehen zu können, ist es sinnvoll, einiges über die Abwehrleistung der Haut, ihre so genannten Immunfunktionen, zu wissen. In der Haut liegen bzw. wandern viele verschiedene Immunzellen herum, die über die Funktionen der Haut wachen und sofort bereit sind zu reagieren, wenn sich Veränderungen einstellen. Wie in Abbildung 5 dargestellt, können diese Abwehrzellen ihre Ausläufer bis in die obersten Schichten der Haut vordringen lassen und haben – nach den Erkenntnissen der letzten 5–10 Jahre – auch direkten Kontakt mit den in der Haut frei liegenden Nervenendigungen (siehe auch Abbildung 3, S. 50). So wird verständlich, warum beispielsweise bei der Nesselsucht Quaddeln in der Haut entstehen. Diese werden durch eine Stimulation von so genannten Mastzellen, die bei dieser Erkrankung besonders aktiv sind und eine Substanz – das Histamin – ausschütten, herbeigeführt. Wenn ein solches System, z.B. durch eine auf der psychischen Ebene nicht zu regulierende Konfliktsituation, aktiviert ist, kommt es zu diesen Kontakten zwischen Nervenendigungen und Mastzellen und der entsprechenden Reaktion.

Nun reagiert die Haut allerdings bei jeder Hauterkrankung ein wenig anders, und so ist die eine Erkrankung eben auch nicht mit der anderen zu vergleichen.

Bei der Neurodermitis z.B. spielen die Mastzellen keine besondere Rolle, vielmehr handelt es sich bei dieser Entzündung um die Reaktion von spezifischen Abwehrzellen, den T-Lymphozyten, die wiederum eine Reihe von Botenstoffen, Zytokinen,

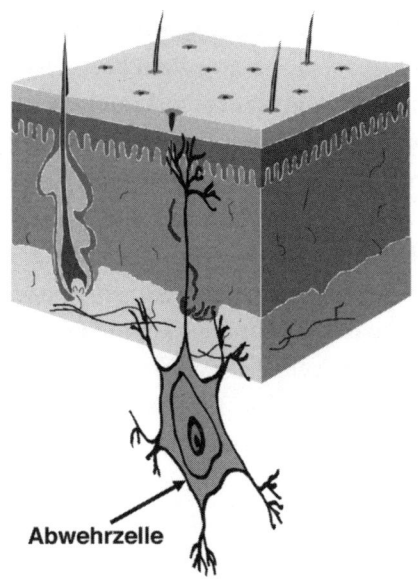

Abwehrzelle

Abbildung 5: Haut und Abwehrzelle mit Ausläufern bis in die Oberhaut

ausschütten und von daher in zwei verschiedene Untergruppen, die Th-1- und die Th-2-Lymphozyten, unterteilt werden können. Aber auch hier zeigt sich – neben der Möglichkeit der Aktivierung dieser Zellen durch Allergene auf der Haut –, dass sie auch durch den Kontakt mit Nervenendigungen stimuliert werden. Man kennt sogar einige der Botenstoffe, die diesen Kontakt unterstützen oder verstärken; es sind in der Regel Nervenbotenstoffe, so genannte Neuropeptide, die letztlich mit dazu beitragen, dass eine Entzündung sich rasch und heftig entwickelt oder eher wieder von den Gegenregulationsmechanismen anderer Zellen vermindert werden kann. Einer dieser Botenstoffe ist die so genannte Substanz P, ein anderer der BDNF (Brain Derived Nerve Factor). Bei diesen Faktoren stellte sich in Stress-Tests heraus, dass sich die Botenstoffe im Blut von Menschen mit Neurodermitis deutlich stärker verändern als bei hautgesunden

Personen. Damit konnte gezeigt werden, dass Neurodermitiker tatsächlich bei Stress eine andere Reaktion zeigen als Kontrollpersonen, die nicht mit dieser Hauterkrankung reagieren. Offen bleibt dabei immer die Frage, ob es sich hierbei um eine vererbbare Fehlregulation handelt oder – wie man auch denken könnte – um eine in der frühen Kindheit verändert angelegte Reaktionsbereitschaft. Dass solche Stressfaktoren eine Rolle spielen, zeigen Stress-Studien bei massiven Stressereignissen wie z. B. Erdbeben. Japanische Forscher konnten nach dem schweren Erdbeben in Kobe zeigen, dass Menschen mit schon bekannter Neurodermitis, die durch das Erdbeben massiv betroffen waren, deutlich häufiger eine Verschlechterung ihrer Neurodermitis zeigten als eine andere Gruppe, die von dem Erdbeben nicht betroffen war und somit auch nur das bei allen Menschen vorhandene normale Maß an Stress angaben (Kodama et al. 1999). Doch nicht nur negativer Stress kann eine solche Hautreaktion auslösen, sondern auch positive emotionale Reaktionen haben mitunter durchaus ähnliche Auswirkungen, wenn auch offenbar nicht ganz so häufig.

Insgesamt zeigt die Haut zahlreiche Immunreaktionen, mit deren Beschreibung man ganze Lehrbücher füllen kann und die die Haut als Abwehrorgan par excellence ausweisen.

Die allergische Haut

Jedes fünfte Kind, das in Deutschland auf die Welt kommt, wird an einer der vielfältigen Allergien erkranken, die bekannt sind. Insofern sind Allergien eine der häufigsten Erkrankungen. Die meisten unterschätzen die Gefahren, die durch Allergien entstehen, und nur wenige machen sich klar, dass die Lebensqualität der Betroffenen meist mindestens genauso stark eingeschränkt ist wie bei anderen schweren Krankheiten wie Zuckerkrankheit oder Rheuma. Die häufigste allergische Hauterkrankung ist die Neurodermitis, die meist im ersten Lebensjahr beginnt und bei ca. 30 Prozent der betroffenen Babys auch mit Nahrungsmittelreaktionen einhergeht. Ca. 70 Prozent der Menschen, die eine Neurodermitis entwickeln, verlieren diese im Laufe des Lebens, allerdings leiden auch 30 Prozent später an Asthma oder dann meist in der Pubertät an Heuschnupfen. Der Juckreiz ist das am stärksten beeinträchtigende Symptom bei Neurodermitis. Stressreaktionen sind bei Neurodermitis immer wieder als mögliche Einflussfaktoren untersucht worden, und es besteht kein Zweifel, dass grundsätzlich Stress eine bestehende Neurodermitis verschlechtern kann oder manchmal sogar auslöst. Insofern ist jeder, der mit Neurodermitis zu tun hat, auch mit den psychischen Dimensionen der Erkrankung vertraut. Neurodermitis gilt heute als Prototyp psychosomatischer Reaktionen und ist die in dieser Hinsicht auch am besten wissenschaftlich untersuchte Erkrankung. Das folgende Beispiel soll dies verdeutlichen.

Neurodermitis

Ein Patient mit Neurodermitis kommt zur ersten Therapiestunde mit einem fünfseitigen Papier, auf dem er einige seiner Träume aufgeschrieben hat. Er wirkt sehr motiviert und bedankt sich, dass er einen Termin bekommen hat. Seine Träume handeln fast immer von Flucht und Fliegen, viele spielen unter Wasser, wo er sich in alte Schiffswracks flüchtet. Meist findet sehr viel Gewalt in diesen Träumen statt (Türen werden eingetreten, es gibt Morddrohungen, Schießereien), so dass der Therapeut hinter der freundlichen Fassade eine starke Aggressivität vermutet. Er beginnt mit den Worten: »Ich bin im Moment sehr durcheinander, ich weiß gar nicht mehr, woran ich bin, aber alle Anzeichen sprechen dafür, dass meine Eltern mich sowohl finanziell als auch körperlich missbraucht haben! Ich wollte eigentlich zu Ihnen kommen wegen meiner Neurodermitis, aber jetzt habe ich erkannt, dass da viel tiefere Ursachen dahinter stecken. Ich hoffe, Sie nehmen mich.« Den letzten Nebensatz sagt er wie ein geprügelter Hund, gedemütigt und traurig. Erschütternd war auch sein Ausspruch »Mein Leben hat eigentlich erst begonnen, als ich ins Internat kam«.

Der Patient ist im elterlichen Haus aufgewachsen, seine Mutter wurde in ihrem vierten Lebensjahr in den Kriegswirren von ihrem Vater »entführt«, der seine Ehefrau – also die Großmutter des Patienten – wegen einer anderen Frau verlassen hatte. Der Vater der Mutter starb, als diese fünf Jahre alt war, und die Mutter wurde dann von ihrer Stiefmutter aufgezogen. Diese sehr negativ dargestellte Geschichte wurde beiden Söhnen immer wieder erzählt, damit sie dankbar sein sollten, was die Mutter alles für sie (Patient und Bruder) leistete. Die Eltern zogen vor der Schulzeit mit den Kindern in eine größere Stadt, in der der Vater als Arzt eine Praxis eröffnete.

In diese Zeit fällt die Beschneidung des Patienten, die der Vater selbst (!) durchführte, offenbar auch ohne Vorankündigung. Der damals sechsjährige Patient kam aus der Schule, wurde zu seinem Vater in die Praxis geschickt und wusste dort gar nicht, wieso er sich auf den OP-Tisch legen sollte. Er bekam dann eine Spritze und wurde beschnitten. Es tat ihm fürchterlich weh und er konnte hinterher kaum laufen. Zu dieser Zeit begann das Ekzem in den Ellbeugen und Kniekehlen. Wegen späterere Verdauungsprobleme hat der Vater dann noch mehrfach unter Narkose selbst eine Dehnung des Schließmuskels bei seinem Sohn durchgeführt.

Mit 13 Jahren wurde der Patient wegen schlechter Schulleistungen auf ein Internat geschickt, das die Eltern für ihn ausgesucht hatten. Dort fühlte er sich sehr wohl, hatte gute Betreuer und einige Freunde (die er vorher nicht hatte). Er schaffte dann die Schule im Internat mit mäßigen Leistungen bis zum Abitur und konnte sich wohl fühlen, obwohl er sich von den Eltern abgeschoben fühlte. Nach dem Abitur begann er ein naturwissenschaftliches Studium, litt an vielen Arbeitsstörungen, so dass er jetzt im 14. Semester noch immer nicht das Vordiplom abgeschlossen hat. Vor zwei Jahren lernte er seine Freundin kennen, die wie er studiert, und lebt mit ihr zusammen. Ein Hobby, das er mit der Freundin teilt, ist der Tauchsport.

Die Krankheitsgeschichte des Patienten ist hinsichtlich der psychischen Problematik erschütternd. Trotzdem wirkt der Patient relativ gefasst, hat offenbar stabile Ich-Anteile entwickelt, die es ihm ermöglichen, eine inzwischen bereits zweijährige Beziehung zu haben, obwohl diese sehr symbiotisch ist (die Freundin wartet bei den ersten zwei Stunden jeweils im Wartezimmer, bis er fertig ist, um alles aus erster Hand zu erfahren). Der Patient berichtet in den ersten Sitzungen über intensive Traumerlebnisse, die er selbst deuten kann (bei einem Verfolgungstraum assoziiert er mit sich selbst eine Fabrik, die belagert wird!). Er kann offenbar Nutzen aus der Erkenntnis ziehen, dass er sich von seinen

Eltern immer verfolgt fühlte, und er bemerkt, dass die Träume, die vorher schwarz-weiß waren, bereits nach der zweiten Stunde plötzlich farbig geworden sind.

Seine Abwehrmechanismen sind die überangepasste Art, mit der er dem Therapeuten fast alles von den Lippen abliest und es sofort unreflektiert übernimmt. Seine Eltern haben ihn oft geschlagen, woran er sich zunächst nicht erinnern konnte. Im Gespräch werden in der Übertragung die starken Wutaffekte deutlich spürbar, der Patient selbst wirkt dabei jedoch ruhig und distanziert. Die aggressiven Affekte sind ihm jedoch zugänglich, da er sich an die Tötung eines Meerschweinchens erinnern kann, dass er – als er sieben Jahre alt war – beim Spiel »Wie gehe ich mit Kindern um?« so lange schlug, bis es tot war. Danach wird ihm klar, dass er seine Wut im Zaum halten muss. Insgesamt wirkt er traurig und nachdenklich, berichtet vom häufigen Grübeln über seine früheren Probleme. Er selbst glaubt, sich durch die veränderte Studienortsituation inzwischen »abgenabelt« zu haben.

Der Patient hat sein Ekzem nach der für ihn völlig überraschenden Beschneidung entwickelt, so dass eine Störung des Vater-Kind-Verhältnisses angenommen werden muss. Die Mutter wird von dem Patienten als sadistisch-selbstbezogen erlebt. Die gewalttätige und destruktive Erziehung (er musste beispielsweise für Gäste der Eltern die Abendtafel decken und durfte selbst nichts essen) führte offenbar zunächst zu einer vollständigen Ausblendung der emotionalen Reaktionen im Sinne einer Dissoziation, die ihm erst durch die Begegnung mit seiner jetzigen Freundin und durch Gespräche mit einer Tante, die ihm von den früheren Prügeleien erzählte, bewusster wurde.

Er selbst reagierte mit Lethargie und Zurückgezogenheit, seine Spielsachen versteckte er im Bettgestell, damit die

Mutter ihn nicht beim Spielen mit Soldaten oder Tieren erwischte. Die intrapsychische Wut wurde sublimiert und vom Patienten durch ein heftiges Kratzen in Problemsituationen (Abitur, Nichtbestehen der Führerscheinprüfung), die zu einer Verschlechterung der Hautentzündung führten, kompensiert. Die Juckreizattacken sind offenbar als somatisches Äquivalent einer massiv aggressiven Affektlage anzusehen, die in emotional bedrohlichen Situationen auftritt, in denen er als Mann gefordert ist und starke Versagensängste hat. Es scheint klar zu sein, dass der Patient zunächst in seiner frühkindlichen Entwicklung eher als Last für die Mutter empfunden wurde. Die beiden Söhne mussten ihr immer zur Verfügung stehen und versuchen, die Ich-Destabilität der Mutter auszugleichen. Dabei hatte der Patient gelernt, sich immer angepasst und unterwürfig zu verhalten, was in der Anfangszeit der dann insgesamt drei Jahre dauernden Psychotherapie auch die Interaktion mit dem Psychotherapeuten prägte. Die emotional missbräuchlichen Aspekte hatte er verdrängt, und diese kamen dann vor allem in seinen Alpträumen zum Ausdruck. Die Neurodermitis brach, für diese Krankheit sicher eher untypisch, im sechsten Lebensjahr aus, als der Vater die Beschneidung selbst durchführte und damit im analytischen Sinne einen ödipalen Konflikt inszenierte, den der Patient nie verwinden konnte, wobei allerdings auch seine Mutter nicht als ödipale Partnerin zur Verfügung stand. Der Patient nutzte die einzige psychische Reaktionsmöglichkeit und »vergaß« diesen emotionalen Missbrauch, indem er mit einer Neurodermitis reagierte, die ihm ein Mindestmaß an Hautberührung durch die Behandlung ermöglichte. Er konnte sich dann auch erst wieder an seine Kindheit und Jugend erinnern, nachdem er im Internat psychisch »geboren« wurde. Die dort erworbenen positiven Objektbeziehungen, vor allem zu einem väterlichen Lehrer, ermöglichten es ihm, die jetzige Beziehung zu einer Frau eingehen zu können, die jedoch ebenfalls diverse Probleme aus dem Elternhaus mitbrachte.

In der Gegenübertragung des Therapeuten überwog zunächst deutliches Mitleid und ein Verständnis für seine körperlichen Reaktionen, sehr schnell wurden jedoch auch die implementierten Wutaffekte spürbar. Was bei Neurodermitis-Patienten haufig zu finden ist, sind Schamaffekte und Ekelgefühle; diese waren beim Patienten sehr ausgeprägt (der Patient ekelte sich vor vielen Alltagsdingen relativ übermäßig, z. B. vor der Haut auf gekochter Milch, und verlor sich in Schamgefühlen, wenn er sich bei einer nur in der Vorstellung begangenen Fehlhandlung von seiner Freundin »erwischt« fühlte).

Die mangelnde Möglichkeit, auf der psychischen Ebene die tief greifenden Konflikte der Selbstdestruktion, die er durch die Erziehung der Eltern internalisiert hatte, auszuhalten, löste offenbar die sicher auch genetisch determinierte Neurodermitis aus. Eine Stabilisierung der Ich-Funktionen war deshalb vordringliches Ziel der anstehenden Psychotherapie (nach dem berühmten französischen Psychoanalytiker Lacan ist auch das Spiegelbild als Bildner der Ich-Funktionen sehr wichtig: Der Patient musste sich öfter als seine Freundin immer wieder im Spiegel betrachten!). Am Ende der regulär durchgeführten tiefenpsychologisch orientierten Psychotherapie hatte der Patient sein Diplom geschafft, die Beziehung zur Freundin konnte er stabilisieren, und er hatte sich auch innerpsychisch weitgehend von den Eltern gelöst (so lehnte er die Forderung der Eltern nachhaltig ab, für seine »Erziehung und Aufzucht« einen stattlichen Geldbetrag an sie zurückzuzahlen; allerdings stürzte ihn dies – aus juristischer Sicht völlig unbegründet – in eine erneute tiefe Krise kurz vor Abschluss der Psychotherapie).

Eine Katamnese zwei Jahre später zeigte, dass er die Ich-Stabilisierung und die Symptomfreiheit aufrechterhalten konnte.

Ein zweiter Fall:
Herr B. ist der älteste Sohn eines Försters und seiner Ehefrau. Er hat einen zwei Jahre jüngeren Bruder, den er als sehr nervös, fast hyperaktiv bezeichnet. Als Säugling habe er, so B., Milchschorf gehabt und musste deshalb dermatologisch behandelt werden. In der Pubertät traten dann wieder Ekzeme auf, die jedoch nur sehr leicht waren. Im Abitur und kurz danach kam es zu einer seiner Meinung nach durch Stress hervorgerufenen Verschlechterung der Neurodermitis, die jetzt seit zwei Jahren immer wieder auftritt und sich im Frühjahr und Herbst verschlechtert. Einen Zusammenhang mit Nahrungsmitteln oder anderen Faktoren sieht er nicht. Unverträglichkeiten wurden auf Karotten, Äpfel, saure Speisen und Alkohol beobachtet. Jedoch hat er anlässlich eines halbjährigen Sprachkurses in Italien all dies reichlich genossen, ohne irgendeine Verschlechterung zu bemerken. In Bezug auf die Kindheit erinnert er sich, dass er zur Geburt seines Bruders bei seiner Großmutter »abgegeben« wurde, die er bis dahin nicht gekannt hatte. Dort erkrankte er an einer Meningitis und bekam nervöse Zuckungen im Gesicht, die lange bestanden und auch heute noch in abgemilderter Form vorhanden sind. Als Kind hatte er einmal versucht, seinen Bruder mit dem Kissen zu ersticken, im Laufe der Jahre entwickelte er aber ein sehr gutes Verhältnis zu ihm. Beide stehen heute in gutem Kontakt zueinander. Seine Mutter ist seine wichtigste Bezugsperson, sie sei zwar nervös und würde ihn häufig ermahnen, nicht zu kratzen, jedoch hätte sie sehr viel für ihn getan. Insbesondere nach Sportverletzungen und anlässlich einer

Blinddarmoperation habe sie ihm sehr geholfen. Als -
Sportler in der Volleyball-Nationalmannschaft habe er oft
Verletzungen gehabt. Er erinnert sich jedoch auch an eine
Verschlechterung der Neurodermitis während eines
Urlaubs zusammen mit der Mutter und einem Freund.

Zur Zeit des Abiturs hatte er eine bereits dreijährige intensive Beziehung zu einer Freundin, die trotz Einnahme der
Pille von ihm schwanger wurde. Da ihre Eltern sehr katho-
lisch waren und ein uneheliches Kind sicher nicht toleriert
hätten, lies die Freundin heimlich abtreiben. Er hatte dies
bisher niemandem erzählt und sich der Freundin angepasst,
hätte jedoch auch der Austragung des Babys zugestimmt.
Dies und eine sehr umfangreiche Abiturarbeit in Sport
haben ihn sehr gestresst, so dass sich seine Neurodermitis
stark verschlechterte. Nach dem Abitur ging er dann für ein
halbes Jahr ins Ausland und fühlte sich im Kreis von vielen
Freunden und Freundinnen sehr wohl, ohne dass er eine
sexuelle Beziehung unterhalten hätte. Seine Freundin entwickelte jedoch eine sehr große Eifersucht. Er kam schließlich wegen ihr, die sich sehr an ihn klammerte, wieder
zurück und auch, weil er auf einen Studienplatz in Forst-
wirtschaft hoffte.

Nach dem Auslandsaufenthalt leistete er ein soziales Jahr
in einem Kindergarten in München ab, und auch dort ging
es ihm recht gut. Seine Freundin wurde jedoch wiederum
zunehmend eifersüchtig, so dass es schließlich nach dem
Beginn seines Studiums zur Trennung kam. Inzwischen ist
er mit einer Kommilitonin zusammen.

Das Studium hatte er begonnen, da er den Vater als Förster
immer bewunderte und dieser für ihn immer Vorbild blieb,
obwohl er sehr viel arbeitete und nie da war. Ein Onkel hat
ihm schon oft geraten, eine Psychotherapie zu machen.
Er selbst ist sich nicht sicher. Der Hausarzt, der ihn sehr gut

kennt, sagt ihm oft, dass seine Beziehung zu seiner Mutter zu eng sei, er selbst empfindet dies jedoch nicht so. Er ärgert sich lediglich über die Mutter, wenn diese mitten in einer Unterhaltung mahnend sein Kratzen anspricht oder seine Kleidung kritisiert, dies oft auch 20-mal am Tag. Herr B. macht einen etwas schüchternen Eindruck, beginnt aber sofort mit der Geschichte der Abtreibung, die ja doch etwas sehr Intimes hat. Er schildert sie so spannend, dass mein Interesse an seinem »Fall« geweckt wird. Er wirkt offen, introspektionsfähig und kann über seine eigenen Ambivalenzen berichten. Auffällig ist, dass ihm Aggressionen offenbar unbekannt sind und er selbst Wut auslösende Situationen (mit der Mutter) relativ unemotional erzählt. Auch die Wut gegenüber dem Bruder verschwindet völlig in der jetzt angeblich sehr guten Beziehung. Als ich ihn darauf anspreche, wieso er denn ins Ausland ging, obwohl er wusste, dass seine Freundin dies schlecht tolerieren würde, rechtfertigt er sich, dass dies ein inneres Bedürfnis gewesen sei. Er schildert seine Probleme mit den Zuckungen und fängt dabei auch sofort an, sie im Gesicht zu produzieren. Auch dies ist ihm bewusst. Er löst in mir das sehr warme, eher väterliche Gefühl aus, dem Jungen mal die Welt zeigen zu wollen. Die jetzige Freundin bleibt in seinen Erzählungen eher dunkel und blass. Ich spreche ihn auf seine innere Ambivalenz an, vor Beziehungen wegzulaufen und gleichzeitig den starken Drang zu verspüren, fest gebunden zu sein. Er schildert daraufhin seine Unsicherheit beim Einschätzen anderer Menschen. Er habe das Gefühl, man müsse ihm sagen, wo es langgehen solle. Gleichzeitig brauche er aber auch seine innere Freiheit.

Dieses Beispiel zeigt ein typisches Problem von Menschen mit Neurodermitis. Es besteht eine große innere Unsicherheit, wie sie sich im Kontakt mit anderen Menschen erleben; sie wissen nicht, ob sie sich ihrer Gefühle sicher sein können. Man nennt dies »Nähe-Distanz-Konflikt« – ein Konflikt, der an der Neurodermitis deutlich wird. Das Kind, das durch erbliche Veranlagung und bestimmte Auslösefaktoren eine Neurodermitis entwickelt, bekommt natürlich zunächst verstärkt Zuwendung durch die Mutter bzw. auch den Vater. Die Krankheit ist jedoch keine vorübergehende Grippe, sondern besteht länger; die anfänglichen Bemühungen, die juckende und auch nachts häufig zu Schlaflosigkeit führende Erkrankung zu beherrschen, sind nicht erfolgreich. Meist glauben alle, man könne durch Herausfinden des richtigen Medikamentes oder einer vorhandenen Allergie die Krankheit zum Stillstand bringen. Dies ist aber oft nicht möglich, und nun reagieren die Eltern oft unterschiedlich. Die Mutter ist durch ihre erfolglosen Bemühungen frustriert, ihre verstärkte Liebe dem Kind gegenüber trägt keine Früchte, sie wird ärgerlich, kann dies aber natürlich nicht an dem Kind auslassen. Also reagiert sie häufig gereizt gegenüber ihrer Umwelt. Der Vater, soweit überhaupt vorhanden, ist ebenfalls frustriert, er wendet sich jedoch eher ab, überlässt meist der Mutter die Betreuung des kranken Kindes und hofft, dass sie einen medizinischen Weg der Heilung findet. So kommt es leicht zu Spannungen zwischen den Eltern, die sich wiederum auf das betroffene Kind auswirken, wenn es den Eltern nicht gelingt, diesen Mechanismus zu durchschauen.

Das Kind wird nun in der Behandlung beim notwendigen Eincremen meist zwei Arten von Gefühlen spüren: liebevolle Zuwendung, die verbunden ist mit der Hoffnung, Linderung zu schaffen, und gleichzeitig auch eine meist versteckte und unbewusste Ablehnung oder Ärgerlichkeit auf der anderen Seite. Manche Mütter oder Bezugspersonen reagieren in dieser Situation auch mit übertriebener Aktivität: Das Kind wird von Behandler zu Behandler geschleppt, immer in der Hoffnung, dass doch endlich das Wundermittel gefunden wird, von dem die Illustrierten oder Angehörigen bzw. Bekannten immer wieder berichten. Die eigenen Schuldgefühle, die Hilflosigkeit, die eigene Verzweiflung, werden oft genug nicht angesprochen und dürfen in unserer durch Perfektionismus gekennzeichneten Welt auch nicht thematisiert werden. Dadurch erlebt das Kind eine Ambivalenz: Es weiß letztlich nie so genau, ob die erlebte Zuwendung liebevoll ist oder ob es gerade abgelehnt wird. Später, als Erwachsener, wird das betroffene Kind in Beziehungen ebendiese Unsicherheit empfinden, die im Grunde mit den täglichen Erfahrungen in der Kindheit zu tun hat. In diesem Zusammenhang wird auch verständlich, dass die Kinder umso eher Kommunikationsprobleme entwickeln, je früher die Neurodermitis entstanden ist, je häufiger die Schübe gewesen sind und je größer die Verzweiflung und Hilflosigkeit der Eltern war. Nicht jeder, der eine Neurodermitis bekommen hat, muss sich also gleich als psychisch krank einstufen. Es kommt vielmehr darauf an, genau zu prüfen, ob man – wie im Fallbeispiel – bei Beziehungsschwierigkeiten immer wieder auch mit einer Verschlechterung der Neurodermitis reagiert oder nicht. In beiden beschriebenen Fällen war eine Psychotherapie natürlich notwendig und auch sehr hilfreich. Sie kann nicht immer die Symptome verringern, allerdings gelingt es meist zu erreichen, dass die Erkrankung erträglicher wird und die hier geschilderten psychischen Probleme gemildert werden. Eine Studie konnte bei Neurodermitikern in psychodynamischer Psychotherapie im Vergleich zu einer Kontrollgruppe mit nur hautärztlicher Behandlung zeigen, dass diejenigen, die zusätzlich zur dermatologischen Therapie eine Psychotherapie machten, deutlich mehr symptomfreie Zeiten hatten. In einer Umfrage bei den Innungskrankenkassen wurde von den Neurodermitikern die Durchführung einer Psychotherapie ähnlich positiv bewertet wie die Behandlung mit Cortison.

Allergien und Psyche

Bei Allergien spielen psychische Faktoren häufiger eine Rolle, als man bisher angenommen hat. Gerade weil hier meist klare und definierte Allergene als Auslösefaktor nachweisbar sind, werden die begleitenden psychischen Faktoren vernachlässigt, die eine Allergie aber deutlich beeinflussen und den Verlauf mitbestimmen können. Insbesondere Angststörungen sind nach Studien bei Menschen mit Allergien häufiger zu finden als bei Gesunden. Auch dies ist nicht schwer zu erklären, denn wer an einer Allergie leidet, achtet zwangsläufig verstärkt auf die Allergieauslöser und versucht, diese zu vermeiden. Ängstliche Haltungen werden dadurch verstärkt und es entwickelt sich schnell ein Teufelskreis von Angst, wieder allergisch reagieren zu können, tatsächlichen allergischen Reaktionen und wieder Angst vor Allergien. Am Ende wissen die Betroffenen dann meist nicht mehr, ob sie nur noch ängstlich reagieren oder ob es sich um medizinisch fassbare allergische Reaktionen handelt. Diese Unsicherheit wird dadurch noch vergrößert, dass Angstsymptome wie Herzklopfen, Kreislaufprobleme und Schweißausbrüche durchaus einer allergischen Allgemeinreaktion ähneln können. Insbesondere bei Nahrungsmittelallergien neigen Menschen dazu, immer mehr Nahrungsmittel zu vermeiden, obwohl sie oft nur gegen ein oder zwei von ihnen wirklich allergisch sind. Zu uns kommen immer wieder Menschen in psychosomatische Behandlung, die solche Nahrungsmittelallergien haben und die durch die ängstliche Vermeidung einer Vielzahl von Nahrungsmitteln sogar eine Magersucht entwickelten. Natürlich ist es bei lebensbedrohlichen Allergiereaktionen nicht gerade einfach, keine Ängste zu haben. Gerade deshalb ist aber bei solchen Erkrankungen eine gute Beratung und Betreuung wichtig, so dass sich Angstreaktionen nicht ausweiten und damit den Alltag bestimmen. Ein Beispiel soll dies veranschaulichen:

Eine 24-jährige Masseurin stellt sich in der Sprechstunde vor und zeigt wortlos ihre beiden Hände, die mit Rissen, Bläschen, aufgekratzten Wunden und Schuppen überzogen sind. Sie wirkt sehr verzweifelt, was bei diesem Hautzustand nachvollziehbar ist. Sie berichtet schließlich, dass sie seit vielen Wochen arbeitsunfähig ist und verzweifelt sei, da sie wisse, dass ihr Chef sie sofort entlässt, wenn sie sich aus der Arbeitsunfähigkeit zurück- und wieder zum Dienst meldet. Dabei hätte alles so toll angefangen, sie habe eine Ausbildungsstelle in diesem ihrem Traumberuf gefunden und sich so sehr auf die Arbeit gefreut. Sie hat einen sehr strengen Vater, der der einzigen Tochter fast nichts erlaubte und sie überbehütete, um sie nicht allzu vielen Anforderungen auszusetzen, und ihre Eltern hatten diesen Beruf eigentlich abgelehnt. Ihr erster Chef nach ihrer Ausbildung hatte sie eingestellt, aber sofort sehr viel Arbeit verlangt, was ihr manchmal sehr schwer fiel. Nach ca. eineinhalb Jahren begannen sich dann plötzlich erste kleine Bläschen an den Handinnenflächen zu zeigen, die sich schnell ausbreiteten. Zunächst dachte sie, sie hätte ein veraltetes Massageöl angewendet, und wechselte auf ein neues, aber auch das half nichts. Schließlich zwangen sie die beginnenden Risse an den Händen dazu, den Hautarzt aufzusuchen, und dieser führte einen Allergietest durch. Das Ergebnis war ebenso klar wie niederschmetternd: Sie hatte eine Allergie gegen verschiedene Massageöle entwickelt, und der Hautarzt machte ihr klar, sie müsse ihren Beruf jetzt aufgeben und sich umschulen lassen. Es folgte der normale Ablauf: eine Meldung bei der Berufsgenossenschaft und eine Bescheinigung über ihre derzeitige Arbeitsunfähigkeit. Ihr Chef tobte, als sie ihm die Nachricht überbrachte, und ließ keinen Zweifel daran, dass sie bei ihm diesen Beruf die längste Zeit ausgeübt habe.

Sie versank trotz der Unterstützung ihres Partners, der sich liebevoll ihrer annahm, in eine depressive Reaktion, konnte nächtelang nicht schlafen und grübelte, was sie machen solle. Sie wollte den so intensiv herbeigesehnten Beruf, den sie so gegen den Widerstand der Eltern hatte durchsetzen müssen, nicht aufgeben. Es war ihr allerdings auch aufgefallen, dass sich die Hauterscheinungen kaum besserten, wenn sie *nicht* mit den allergieauslösenden Ölen in Kontakt kam; dies konnte weder sie noch der Hautarzt erklären. Andererseits bestätigten auch weitere fünf Hautärzte die Diagnose, und somit schien das Aufgeben des Berufs unausweichlich. Ihre letzte Hoffnung war schließlich die Allergiesprechstunde der Universität, wo sie ihre Krankengeschichte schilderte. Der psychosomatisch geschulte Assistenzarzt bemerkte, dass sie den Chef ähnlich wie ihren Vater schilderte. Auch die Patientin selbst war schon auf den Gedanken gekommen, dass die Hautreaktion eine psychische Ursache haben könnte: Ihre Hände schienen sich dagegen zu sträuben, etwas anzufassen, was sie dem Chef, d. h. dem Ersatz-Vater, zuliebe machen und ausführen sollte. Diese Vorstellung beruhigte sie sehr, auch wenn die positiven Hauttests eine allergische Reaktion belegten und die Allergieabteilung ihr ebenfalls dringend zu einer Umschulung riet. Die Patientin mobilisierte aber die letzten Reserven ihres Selbstbewusstseins: Sie handelte – entgegen unserem Rat, wie sie auch gegen den Rat der Eltern gehandelt hatte – und machte kurzerhand im Keller der Wohnung ihres Freundes eine eigene kleine Massagepraxis auf. Dort konnte sie sich in Ruhe die Zeit einteilen, die sie für einen Klienten benötigte, und ihre eigene Art finden, auf den betreffenden Menschen einzugehen. Schnell war ihre Praxis gefüllt, und ihre zugewandte Art führte dazu, dass sie manchmal genauso viel zu tun hatte wie vorher unter der Regie ihres »Vater-

Chefs«. Die Situation schien also fast unverändert, sie hatte zwar zunächst das Öl nochmals gewechselt, aber als ich sie dann – sie hatte inzwischen kurzzeitig eine Psychotherapie gemacht – zur Kontrolle von Leberflecken wieder sah, berichtete sie stolz, dass sie sogar das gleiche Massageöl wie früher anwendete, ohne dass die klar belegten allergischen Reaktionen wieder auftraten, die sie früher so gequält hatten. Dies ist sicher eine eher ungewöhnliche Entwicklung, die nicht immer so glücklich verlaufen muss. Aber auch wenn es nur ein seltener Einzelfall gewesen ist, zeigt er dennoch, wie intensiv sich psychische Zusammenhänge auf die allergische Reaktion auswirken können.

Psychotherapie bei Allergien

Allergische Erkrankungen sind keine explizite Domäne der Psychotherapie, auch wenn oft überdeutlich ist, dass die sozialen Auswirkungen des allergischen Symptoms zu Beziehungsproblemen und Vermeidungsverhalten führen. Dabei ist zunächst zu unterscheiden, ob sich die Hauterkrankung bei psychisch auffälligen Patienten entwickelt, die zu psychosomatischen Reaktionen neigen, oder ob psychisch primär unauffällige Menschen in besonderen Belastungssituationen – wie bei einer Hauterkrankung – das körperliche Symptom als psychische Entlastung erleben und dann sekundär eine Ausdruckskrankheit entwickeln. Das körperliche Symptom an der Haut bekommt eine zusätzliche, dem Betroffenen unbewusste, kommunikative Bedeutung, d. h. einen besonderen Signal- und Ausdruckscharakter, bleibt aber letztlich immer ein schlechter Kompromiss im Konflikt zwischen unerfüllten Bedürfnissen und deren Realisierungsmöglichkeiten.

Dass Hauterkrankungen innerpsychische Konflikte symbolisch

darstellen können, ist seit langem genauso bekannt wie die Möglichkeit des regelmäßigen Auftretens allergischer Reaktionen bei psychogener Belastung. So konnten bereits 1963 Forscher nachweisen, dass allergische Überempfindlichkeiten durch Hypnose gehemmt werden können. Außerdem gibt es Hinweise, dass sich allergische und emotionale Auslöser in ihrer Wirkung ergänzen oder sogar potenzieren können. Daher erscheint es sinnvoll, das Allergieproblem nach vorausgegangener dermatologischer Diagnostik auch immer unter psychosomatischem Blickwinkel zu betrachten.

Hier noch ein weiteres Beispiel, das zeigen soll, wie komplex manchmal das Zusammenspiel von psychischen Problemen und allergischen Reaktionen sein kann:

Die 46-jährige Patientin stellte sich zunächst völlig aufgelöst und verzweifelt in der Allergie-Ambulanz der Universitäts-hautklinik vor und berichtete über eine Vergiftung mit Formaldehyd in dem von ihrem Ehemann neu erbauten Haus, das wie eine »Gaskammer« auf sie wirke. Seit 15 Jahren leide sie unter »Allergien über Allergien«, wodurch sich Herzrhythmusstörungen eingestellt hätten und sie um mehr als 25 kg an Gewicht zugenommen hätte. Zudem könne sie plötzlich nicht mehr laufen und falle spontan um. Sie sei mehrfach wegen allergischer Schocks mit Bewusstseins-verlust auf die Intensivstation gekommen, wo man ihr jedoch auch nicht helfen konnte. Zuletzt hätten sogar die Ärzte Angst bekommen und jede weitere Diagnostik abgelehnt, nachdem auch die Gummibefestigung des Langzeit-EKGs einen allergischen Schock ausgelöst hätte. Aufgrund ihrer Wohnraumallergien sei sie mehrfach umgezogen und habe sich die Zähne ziehen lassen müssen, da sie auf alle Zahnfüllungen allergisch reagiere.

Als wir uns die schon durchgeführten Untersuchungen näher anschauten, wurde schnell deutlich, dass die vorher behandelnden Ärzte keineswegs sichere Allergien gefunden hatten, wie es die Patientin uns vermittelt hatte. Vielmehr wurden in den Allergietests lediglich irritative Reaktionen nachgewiesen, nur auf eine äußerlich angewendete schmerzlindernde Creme hatte sie offenbar einmal allergisch reagiert. Hinweise auf schnell wirkende Allergien fehlten völlig. Die von der Patientin geschilderte Symptomatik sprach am ehesten für das Vorliegen einer schnell wirkenden Allergie. Differentialdiagnostisch hätten Latex oder Formaldehyd als Allergene in Frage kommen können.

Da die seelische Verfassung der Patientin eine erneute ambulante Testung nicht erlaubte, bat die Hautklinik um die Aufnahme in die Klinik für Psychosomatik, in der auch eine dermatologische Mitbehandlung möglich ist. Bereits die Aufnahme der Patientin war recht schwierig, da sie aufgrund ihrer Ängste vor erneuten allergischen Reaktionen zunächst zögerte, sich auf die stationäre psychotherapeutische Behandlung einzulassen, bei der eine Vermeidung von Kontaktallergenen nur begrenzt möglich ist. Sie nahm seit 15 Jahren ein Schlafmittel ein, anfangs aufgrund ihrer Ängste, ihr Mann könne verunglücken, wenn sie auf ihn warten musste, später aufgrund ihrer Ängste vor Kontaktallergenen in der Wohnung. Zur aktuell beschwerdeverstärkenden Phase ihrer allergischen Hautreaktionen war es nach dem Umzug in ein neues Haus gekommen. Einerseits hatte sie den Wunsch, alles sauber zu halten und den Haushalt zu führen, andererseits hinderten ihre Allergien sie gerade daran, und sie hatte sich ins Bett zurückziehen müssen. Zuletzt sei außerdem eine Allergie gegen Bestandteile der Bettmatratze hinzugekommen, so dass sie sich zum Auszug aus dem Schlafzimmer gezwungen sah.

Im Anamnesegespräch mit der Patientin wurde deutlich, dass sie nicht nur unter Hautreaktionen, sondern auch unter einer Angsterkrankung mit Panikattacken litt. Die Angstreaktionen gingen der Hautreaktion regelmäßig voraus bzw. begleiteten diese; die Angsterkrankung war bisher als eigenständige Erkrankung unerkannt geblieben.

Ihre hochambivalente Beziehung zur Mutter war insofern therapeutisch handlungsleitend, als sie uns veranlasste, im weiteren Therapieverlauf den Ehemann, an den sie sich seit dem Tod ihrer Mutter ebenso ambivalent gebunden fühlte, in die Behandlung mit einzubeziehen. Von Ärzten verordnete Tranquilizer hatten inzwischen eine Medikamentenabhängigkeit zur Folge, da jeder Versuch, die Tranquilizer wieder zu reduzieren, erneut schwere Angstzustände ausgelöst hatte.

Als Behandlungsschwerpunkt schlugen wir der Patientin vor, mit ihren Ängsten umgehen zu lernen, anstatt diese mit Suchtmitteln zu betäuben oder ihre Ängste unbewusst in Kontaktallergien zu transformieren und überängstlich alle potenziell Angst auslösenden Situationen zu meiden. Im Rahmen einer gestuften Angstexposition mit systematischer Dekonditionierung gelang es ihr, sich an ihre Ängste in verschiedenen Situationen zu gewöhnen und so ihren sozialen Bewegungsspielraum erheblich zu erweitern, dabei auch mehr Sicherheit im Umgang mit zunächst vermuteten Kontaktallergenen zu finden. Dies bedeutete, dass sie sich zunächst gedanklich mit einem von ihr als Allergie auslösend definierten Gegenstand wie den Gummimaterialien eines EKG-Gerätes auseinander setzte und in der Behandlung sich damit beschäftigte, wie ihre normalen Kreislaufreaktionen infolge der Angst sein würden. Anschließend wurde sie mit den Gegenständen konfrontiert, und in Anwesenheit einer Therapeutin lernte sie schnell, dass sie zwar Ängste entwickelte und auch entsprechende Kreislaufreaktionen hatte, dass diese aber nicht als allergisch einzustufen waren.

Im weiteren Verlauf der intensiven stationären Psychotherapie stieß sie in einem Paargespräch darauf, dass ihre Ängste vor Allergien mit Gefühlen des Unverstandenseins durch ihren Mann zusammenhingen, wobei sie jedoch auch ihre eigene Neigung erkannte, öfter die eigenen Grenzen zu ignorieren und sich beispielsweise beim Putzen des neuen und größeren Hauses zunächst völlig zu überfordern und anschließend erschöpft zurückzuziehen. Bei der Entlassung konnte sie ihren Mann bitten, sie mehr zu entlasten und dabei zu unterstützen, dass sie sich nicht wieder überforderte.

Wir gingen im Ergebnis der allergologischen und der psychotherapeutischen Diagnostik zunächst von einem gleichzeitigen Auftreten von allergischer Symptomatik mit Kreuzallergien auf eine Vielzahl von Substanzen und einer Angsterkrankung aus. Die Patientin vermied möglichst alle angstbesetzten Situationen und schrieb diesen außerdem Allergie auslösende Wirkung zu. Beispielsweise vermied sie vor allem bestimmte Gerüche und Ausdünstungen in bestimmten Räumen, die sie für Allergie auslösend hielt.

Zweifellos führte die angstvolle Vermeidung der befürchteten Reize dazu, dass die Patientin immer weniger korrigierende Erfahrungen machen konnte, wodurch sich die Angststörung generalisieren konnte. Die erfolgreiche Kurzzeitpsychotherapie nach einem methodisch integrativen Behandlungskonzept, das eine gestufte Angstexposition beinhaltete, ermöglichte noch während der stationären Behandlung eine deutliche Erweiterung ihres Bewegungsspielraums. Die Patientin konnte sich klarmachen, dass sie zwischen Situationen, die sie aufgrund einer realen Gefährdung durch allergische Reaktionen weiterhin meiden sollte, und Situationen, denen sie sich in Fortsetzung ihres Übungsprogramms künftig schrittweise stellen konnte, unterscheiden musste.

Ein Jahr nach der Behandlung berichtete die Patientin, dass sie ihr Angstexpositionstraining in kleinen Schritten eigenständig weitergeführt habe und nun keine Beruhigungsmittel mehr benötige. Auch schaffe sie ihren Haushalt wieder. Sie habe aufgegeben, auf fremde Hilfen zu warten, und sei in enttäuschenden Situationen aktiver geworden, notfalls durch Abgrenzung.

Überrascht waren wir über die Befunde einer zwischenzeitlich erfolgten erneuten umfassenden Allergietestung. Es fanden sich weder in den Hauttestungen mit Soforttyp-Allergenen noch in denen mit Kontaktallergenen Unverträglichkeitsreaktionen. Alle im Allergiepass der Patientin getesteten Allergene erwiesen sich in der Kontrolle als unauffällig. Auch gegenüber der schmerzlindernden Creme ließ sich keine positive Reaktion mehr feststellen. Die Patientin berichtete, sie habe auch selbst bemerkt, dass die früheren allergischen Reaktionen in Situationen vormaliger Allergenexposition nicht mehr auftraten, so dass sie auch gewagt hatte, sich einen Hund anzuschaffen.

Nun sind Allergien nicht immer auch als psychische Reaktionen zu verstehen. Es gibt klare angeborene oder durch Kontakt erworbene Allergien, die bei jeder psychischen Verfassung auftreten und keinerlei Zusammenhänge mit psychischen Problemen aufweisen. In den geschilderten Fallbeispielen zeigte sich jedoch, dass die allergische Diagnostik nicht eindeutig war, dass die Reaktionen oft in psychisch angespannten oder problembeladenen Situationen auftraten. Dies ist meist ein wichtiger Hinweis dafür, dass auch psychische Mechanismen eine – begleitende – Rolle spielen oder vielleicht sogar die Hauptursache sind.

Da Allergien heute in der Bevölkerung sehr weit verbreitet sind, kommen die meisten Menschen sehr schnell auf die Idee, dies könnte etwas mit dem erlebten Stress zu tun haben. Fast jeder fünfte Deutsche leidet heute an einer oder mehreren allergischen Reaktionen, und die Zahl wächst leider immer noch. Unser Immunsystem scheint nicht ausgelastet zu sein in einer hygienisch sauberen und Unsicherheit vermeidenden Welt und reagiert deshalb manchmal überschießend. Das bedeutet aber nicht, dass es immer psychische Auslöser für allergische Reaktionen gibt. Vielmehr sollte man davon ausgehen, dass ein gewisser Prozentsatz – schätzungsweise ein Viertel aller allergischen Reaktionen – auch mit psychischen Problemen zu tun hat, so dass es sich im Hinblick auf die Allergie lohnt, diese psychischen Probleme zu lösen oder handhabbar zu machen. Dass man schon immer wusste, dass sich allergische Reaktionen suggestiv beeinflussen lassen, und dass es unterschiedlich schwere Reaktionen auf den gleichen allergischen Stimulus geben kann, zeigt, wie wichtig es ist, auch versteckte psychische Anteile zu erforschen. Bereits vor dem Zweiten Weltkrieg beschrieben Forscher allergische Reaktionen und Asthmaanfälle z. B. auf Rosen, die allein beim Betrachten des Bildes einer Rose auftraten, ohne dass das reale Allergen vorhanden war.

Psychosomatische Reaktionen folgen nicht einem linearen Weg, d. h. man wird nur selten eine direkte Verbindung zwischen einem psychischen Konflikt und der allergischen Reaktion finden. Dazu sind die Zusammenhänge leider zu kompliziert. Emotionen und Affekte müssen zunächst im Gehirn eine hormonelle oder immunologische Reaktion auslösen, worauf diese Stoffe auf Allergie auslösende Zellen oder Botenstoffe treffen, die dann wiederum eine Allergiereaktion konfigurieren. Hierbei gibt es zahlreiche Einflussfaktoren, die die Reaktion verstärken oder auch abschwächen können. Insofern sollte man nicht allzu leicht bei einer allergischen Reaktion von einer Symbolbedeutung ausgehen, wie es unser Beispiel mit den Händen der Masseurin nahe legt. Ihre Hände reagierten quasi stellvertretend für ihren eigenen Stolz und grenzten sie gegen die autoritären Übergriffe ihres Chefs bzw. Vaters ab. Insofern machten ihre Hände sie »hand-lungsunfähig«. Dies wäre die Symbolbedeutung einer psychischen Reaktion. Solche Formen der Reaktion kommen jedoch nur selten vor, meist sind komplexere Wege zu bedenken.

Die Haut als Schutzpanzer

»Mein Schuppenpanzer schützt mich«, hat einmal ein Mensch mit Schuppenflechte – Psoriasis – zu mir gesagt, als wir gerade dabei waren, über seine Probleme im Kontakt mit anderen Menschen zu sprechen. Gerade dieser »Schuppenpanzer« stellt aber für alle, die mit solchen Problemen zu tun haben, ein großes Problem dar.

Schuppenflechte – Psoriasis

Ein 38-jähriger Akademiker stellt sich in der Hautklinik vor, nachdem er wegen seiner Schuppenflechte (Psoriasis) an Händen und Fußsohlen (Psoriasis inversa) bereits viele vergebliche Therapieversuche über sich hat ergehen lassen. Aufgrund seiner Bildung sind ihm psychosoziale Zusammenhänge nicht unbekannt, er kann sie für sich jedoch nicht sehen. Da sein Vater ebenfalls an einer Psoriasis litt, hält er den genetischen Aspekt für besonders bedeutsam. Dem Behandler fällt im Gespräch auf, dass der Zeitpunkt der Erstmanifestation vor acht Jahren kaum mit den bekannten Altersgipfeln der Psoriasis übereinstimmt, und er fragt den Patienten, was in dieser Zeit passiert sei. Dieser berichtet, dass er durch Übernahme des Betriebs in die Fußstapfen seines Vaters treten musste, dass zur gleichen Zeit seine Lebensgefährtin von ihm schwanger wurde und sie zusammenzogen, um zu heiraten. Als freiheitsliebender Mensch, für den Selbstständigkeit und Unabhängigkeit von großer Bedeutung waren, fiel ihm dies sehr schwer. Der Behandelnde erklärt ihm, dass bei der Psoriasis solche Lebensereignisse *(»life-events«)* durchaus als Auslöser bekannt seien und sie aufgrund seiner genetischen Disposition zu der Psoriasis geführt haben könnten. Außerdem wird auf die mögliche Symbolbedeutung hingewiesen, dass er nichts mehr richtig »anfassen« kann und nicht gut auf beiden Füßen stehe. Der Patient zeigt sich hiervon beeindruckt und wird nachdenklich. Er spürt, dass er bisher nicht wahrgenommen hat, wie problematisch es für ihn ist, den unterschiedlichen Ansprüchen seiner sozialen Umgebung gerecht zu werden. Ihm selbst kommt es vor wie beim Betrachten eines 3D-Bildes, das man lange anschaut, ohne etwas zu erkennen, und bei dem erst mit Hilfe einer bestimmten Technik plötzlich neue Zusammenhänge und Formen erscheinen, die vorher nicht sichtbar waren.

Dieser Fall zeigt idealtypisch, wie Nachdenklichkeit den Patienten schließlich motivieren konnte, eine langfristige psychoanalytische Therapie zu machen, in der er die Hintergründe bearbeiten konnte, so dass er nach drei Jahren nachhaltig symptomfrei wurde.

Die Haut als psychisches Abwehrorgan

Die Schuppenflechte ist ein typisches Beispiel für eine psychosomatische Abwehrreaktion. Die Haut reagiert immer dann, wenn die Betroffenen bei psychosozialen Konflikten nicht auf einer psychischen Ebene reagieren können und deshalb die genetische Disposition zum Tragen kommt, die dann zu einer Überproduktion der obersten Haut, der Oberhaut, führt. Diese regeneriert sich so schnell, dass die normale Zeit bis zur Abstoßung der Hautzellen auf das 6-fache erhöht ist und deshalb diese Hautschichten in Form der Schuppenauflagerung sichtbar werden. Der psychosomatische Teufelskreis bei der Schuppenflechte (Psoriasis) ist in Abbildung 6 (S. 83) dargestellt. Es wird deutlich,

dass verschiedene Einflüsse die Schuppenflechte auslösen oder
verstärken können. In Stress-Studien konnte gezeigt werden,
dass es Veränderungen in den Abwehrreaktionen der Haut gibt,
die auf die Schuppenflechte Einfluss nehmen können.

Bei diesem Teufelskreis ist auffällig, dass die Einstellung der
eigenen Haut und Erkrankung gegenüber bestimmt, inwieweit
man Einfluss auf seine Haut nehmen kann. In einer Studie
(Kupfer et al. 2003) wurde untersucht, inwiefern die Betroffenen den Eindruck hatten, ihre Erkrankung selbst beeinflussen
zu können. Es zeigte sich, dass diejenigen, die das Gefühl hatten, die Probleme des Lebens selbst anpacken und bewältigen
zu können, deutlich später einen neuen Schub ihrer Schuppenflechte entwickelten als diejenigen, die sich der Erkrankung
hilflos ausgeliefert fühlten. Eine ähnliche Studie in England hat
schon früher gezeigt, dass bei Patienten, die Stress als Einfluss-
faktor wahrnahmen, weniger Rezidive auftraten als bei den-
jenigen, denen der Stress offenbar nicht bewusst war (Seville
1978, 1989).

John Updike und seine Psoriasis

John Updike, der sein Leben lang an schwerer Psoriasis litt,
konnte als Schriftsteller, der zweimal (1982 und 1991) den Pulit-
zer-Preis erhielt, seine Erfahrungen mit der Schuppenflechte wie
kaum jemand anders ausdrücken.

*»Psoriasis – hält einen in Atem. Geheimhaltungsstrategien
schießen ins Kraut, und die Selbstprüfung nimmt kein Ende.
Man wird vor den Spiegel gezwungen, wieder und wieder ...
Mein Krieg mit meiner Haut hatte mit Eigenliebe zu tun, ich
wollte mich selbst akzeptabel finden, einerlei, ob andere es
taten oder nicht ...*

81

...Was war meine Kreativität, mein schonungsloses Bedürfnis
zu produzieren, denn sonst als eine Parodie der peinlichen
Überproduktion meiner Haut?
Und meine veränderliche Epidermis hatte mir einen gewissen
transzendenten Optimismus eingetragen; wie eine Schlange
streife ich viele Häute ab: ich war aus vielen Sommern und
Ferien relativ fleckenlos hervorgegangen, und die Möglich-
keit eines neuen Lebens in dieser Welt oder der nächsten ist
in meinem Herzen immer gegenwärtig gewesen.«
(Updike 1990, S. 68 f.)

John Updike, der auch von der Selbsthilfegruppe Psoriasis in
Deutschland (Deutscher Psoriasis-Bund) immer wieder zitiert
wird, konnte mit seinen Darstellungen verdeutlichen, was viele
Mitpatienten empfinden: Eigentlich kann man seine veränderte
Hautreaktion nicht akzeptieren, doch wird man gezwungen,
damit zu leben, und muss sie zwangsläufig annehmen.

Die Schlangenhaut – Ichthyose

Menschen mit einer Ichthyose (von griech. *»ichthys* – Fisch«) haben eine ausgesprochen trockene Haut. Diese ist so trocken,
dass die Hautschuppen, die wie Fischschuppen aussehen, ständig
abgesondert werden und herunterrieseln. Es ist eine angeborene, oft in der Familie schon bekannte Erkrankung, die auch
»Schlangenhaut« genannt wird. Menschen mit dieser Hautreaktion leiden oft sehr extrem unter ihrer Störung, da sie ständig den Fußboden absaugen müssen; sie trauen sich häufig nicht
in öffentliche Institutionen, weil sie Angst haben aufzufallen,
und leben so nicht selten sehr zurückgezogen. Auch der folgende
Patient hatte eine solche in der Psychosomatik als soziale Phobie
bezeichnete Störung:

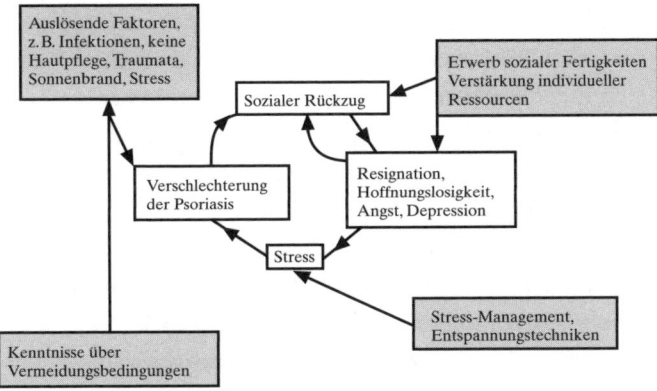

Abbildung 6: Teufelskreis bei der Psoriasis und Einflussfaktoren

Schon im Kindergarten hatte der 34-jährige Informatik-
student erlebt, was es bedeutet, mit einer solchen Hautreaktion leben zu müssen. Alle Kinder hatten ihn mehr
oder weniger gemieden und er konnte manchmal nur dadurch Aufmerksamkeit erlangen, dass er störte. Dies hatte
er dann auch gut gelernt, und der Trost der Mutter, die
unter der gleichen Krankheit litt und ihn gut verstehen
konnte, half auch nicht weiter. Sein Vater konnte kein Vorbild sein, da er sich kurz nach der Geburt des Studenten
von der Mutter getrennt hatte und eine andere – hautgesunde – Partnerin heiratete. Er hatte den Kontakt zu
seinem Sohn nicht mehr aufgenommen.
Später in der Schule ging es besser, einige Mitschüler hatten
sich – nachdem sie zunächst erklärt hatten, sie empfänden
Ekel – dann doch neben ihn gesetzt; der Lehrer hatte zuvor
einmal kurz über seine Erkrankung, die ihm die Mutter
erklärt hatte, gesprochen. Aber das Selbstbewusstsein des
Patienten war nicht das beste, und so zog er sich gerne zurück, beschäftigte sich lieber mit dem Computer und ge-
hörte bald zu den Ersten, die sich in Chatrooms aufhielten.

Dort konnte er gut von sich erzählen und seine Gefühle darstellen, doch wenn manchmal die Gefahr bestand, dass ihn jemand kennen lernen wollte, brach er den Kontakt relativ schnell ab. Seine einzigen Sozialkontakte waren der zu seinem drei Jahre älteren Bruder, der nicht an der Erkrankung litt, und der Kontakt mit dem Hautarzt, der ihn seit seiner Geburt kannte und auch schon die Diagnose im Säuglingszimmer gestellt hatte. Im Studium zog er dann zu seinem Bruder und dessen Freundin, was nicht ohne Konflikte möglich war. Er war in seinem Verhalten sehr genau, um nicht zu sagen zwanghaft: Da er sich selbst und seine Haut hasste und sich nie ganz akzeptiert hatte, war er überordentlich und pflegte seine Haut mehr als gewissenhaft. Dies hatte dazu geführt, dass er sich mehr als notwendig auch immer wieder die Hände wusch, so dass die Haut dadurch noch schlechter wurde. Sein Hautarzt hatte ihm schon einen Waschzwang vorgeworfen, aber er konnte es nicht lassen, seine Haut immer wieder zu waschen, da er sie als eklig empfand und versuchte, wenigstens reinlich zu sein. Vielleicht kam dies daher, dass er im Kindergarten immer dann akzeptiert war, wenn alle sich die Hände vor dem Essen waschen mussten und er mit gutem Beispiel voranging.

Ein weiterer Konflikt, der sich durch seine Zurückgezogenheit ergeben hatte, war der Umgang mit seinen Triebreaktionen. Natürlich hatte er wie jeder andere Mensch auch das Verlangen nach zärtlichen und sexuellen Kontakten, ein Ausleben war für ihn jedoch undenkbar. So legte er sich eine umfangreiche Pornosammlung zu, die dem Bruder und auch dessen Freundin sehr missfiel und immer wieder zu Auseinandersetzungen führte. Schließlich wurden ihm die Konflikte zu viel und er zog in eine eigene Wohnung. In dieser Zeit hatte er große Probleme, allein zurechtzukommen, sein Studium schleppte sich dahin, aber er hatte jetzt einen für ihn idealen Job bei einer Versicherungsfirma gefunden, bei der er am Computer vor allem nachts arbeiten konnte; so verdiente er seinen Lebensunterhalt. In seinem Job erhielt er auch Anerkennung, denn seine Computerkenntnisse waren überall nützlich und so sahen die meisten über seine Hautreaktion – die sich inzwischen durchaus auch stabilisiert hatte – hinweg.

In dieser Zeit begann er auf Rat seines Hautarztes eine Psychotherapie. Es gelang ihm, wegen seiner ausgedehnten sexuellen Masturbationsrituale immer weniger Schuldgefühle zu haben und sie damit auch zu reduzieren; seine Zwanghaftigkeit besserte sich dadurch, dass er die Zusammenhänge seiner Reaktionen besser verstand und schließlich seine eher homosexuelle Neigung entdeckte, die es ihm ermöglichte, flüchtige Kontakte in einschlägigen Kneipen zu suchen, ohne sich wirklich auf jemanden einlassen zu müssen. Die Schlangenhaut ermöglichte ihm, seinen Schuppenpanzer zeitweise abzustreifen und er selbst zu sein, ohne sich dabei ausgeliefert und gehänselt zu fühlen.

Die Psychotherapie deckte als Hintergrund einen sexuellen Missbrauch durch die eigene Mutter auf, so dass seine Neigungen und auch die Zwanghaftigkeit verständlich wurden. Er erlebte die Scham und die Ekelgefühle in der Psychotherapie als Ausdruck gegenüber den Erinnerungen, die er lange verdrängt hatte, und so gelang es ihm, diese versteckten Scham- und Ekelgefühle nicht mehr durch den Waschzwang und die fast selbstverletzende Art der sexuellen Handlungen gegen sich selbst richten zu müssen. Dieser Prozess war durchaus schmerzhaft und er durchlebte in der einige Jahre notwendigen Psychotherapie auch depressive Phasen, am Ende gelang ihm jedoch die

Integration des eigenen Erlebens als noch einmal durchlebte eigenen Geschichte, die er schließlich verstehen und begreifen konnte. Dies half ihm sehr, sich von diesen inneren Gefühlen zu distanzieren und sich nicht von den alten Verhaltensweisen gewissermaßen steuern zu lassen; trotz Einschränkungen durch die weiterhin bestehenden Hautveränderungen konnte er sich selbst akzeptieren.

Haut und Ekel

Ekel wird von den meisten Autoren neben Glück, Trauer, Überraschung, Angst und Wut zu den Basisemotionen gezählt. Das Wort »Eckel« tauchte wahrscheinlich im 15. Jahrhundert zum ersten Mal auf. Luther verband damit Gräuel, Abscheu, Grauen und Unlust. Ekel ist ein Widerwille gegen gewisse Dinge, die auf die Sinne abstoßend wirken, und die Grundbedeutung dieses Wortes ist »Reiz zum Erbrechen«.

Der berühmte Film *Ekel* von Roman Polanski aus dem Jahr 1965 zeigt das Schicksal einer jungen attraktiven Frau, die wegen ihrer Ängste und ihres Ekels vor Männern sogar zur Mörderin wird. Der Regisseur Polanski, der es sehr gut verstanden hat, Gefühle des Menschen in Filmen darzustellen, hat hier das Ekelgefühl als Symbolisierung einer inneren Ablehnung entwickelt, die schließlich die Hauptfigur, dargestellt von Cathérine Deneuve, selbst zur Schuldigen macht.

Jeder Mensch kennt Ekel und schon viele Forscher und Philosophen haben sich mit diesem Gefühl auseinander gesetzt. Meist bezieht sich ein Ekelgefühl auf Nahrungsmittel, die abstoßend wirken bzw. bereits zerfallen oder sich zersetzen, und schützt uns davor, sie in uns aufzunehmen. Insofern ist Ekel – wie viele andere Emotionen auch – zunächst ein für den Menschen sinnvolles Gefühl, das dem Schutz vor Krankheiten und Ansteckung dient. Da fast alle Menschen auch unabhängig von ihrer Kultur auf Fäkalien, Erbrochenes, Schweiß, Speichel, Eiter, Wunden usw. mit den gleichen körperlichen Reaktionen wie Brechreiz und Blutdruckabfall reagieren, kann man davon ausgehen, dass Ekel ein Gefühl ist, das sich in der Evolution des Menschen zum Schutz vor Ansteckung entwickelt hat. Englische Wissenschaftler haben in einer Befragung von 40000 freiwilligen Teilnehmern, denen sie verschiedene Ekelbilder präsentierten, festgestellt, dass vor allem dann Ekel empfunden wird, wenn man mit einer möglichen Gesundheitsbedrohung konfrontiert ist. Frauen empfinden Ekel meist stärker als Männer und auch das Alter spielt bei der Ekelempfindung eine Rolle, da jüngere Menschen mehr Ekel empfinden als ältere. Dies wird damit erklärt, dass Frauen und jüngere Menschen mehr auf die Fortpflanzung und die Gesundheit achten als Männer und ältere Menschen. Ekel erregende Objekte wie Fäkalien werden bei nahe stehenden oder vertrauten Personen ebenfalls als weniger bedrohlich erlebt als bei Fremden, auch dies verweist auf den Schutzmechanismus vor möglichen Krankheitserregern.

Natürlich hat Ekel auch unterschiedliche kulturelle Ausprägungen. Insofern hat Ekelempfinden auch mit gesellschaftlichen Normen zu tun. Ekel wird deshalb auch als eine im Laufe der Sozialisation errichtete emotionale Schranke definiert. Das Kind übernimmt durch Imitation die Ekelausdrücke der Eltern. Jeder kennt die Aussprüche von Müttern, die dem Kind »Bäh« entgegenrufen, wenn es etwas Ekeliges anfassen will. Ekel ist deshalb so schlecht abzubauen, da er bereits in der frühen Kindheit als Gefühlsreaktion angelegt wird. Wie unser letztes Fallbeispiel gezeigt hat, sind Ekelreaktionen gegen sich selbst infolge einer Hautkrankheit deshalb besonders fatal, weil sie schwer korrigierbar sind. Durch die Ekelreaktion empfindet man einen starken Widerwillen und man fühlt sich abgestoßen, möchte mit seiner eigenen Haut oder eben der Haut eines als ekelig empfunden Mitmenschen nicht in Berührung kommen. Die stärkste Reaktion ist dann die Übelkeit und ein Brechreiz, der schließlich dafür sorgen soll, dass möglicherweise gesundheitsgefährdendes Material nicht im Körper verbleibt. Viele Menschen empfinden auch Ekel gegenüber bestimmten sexuellen Aktivitäten, die ebenfalls immer etwas mit körperlicher Nähe und der Berührung der Haut zu tun haben. Offenbar gibt es Menschen, die sehr schnell Ekel empfinden, während andere sich durch scheinbar deutlich Ekel erregende Situationen noch längst nicht beeinträchtigt fühlen. Obwohl Ekel vor allem durch die Geschmacks- und Geruchssinne vermittelt wird, kann er auch durch die Betrachtung von veränderter Haut entstehen und dadurch zu ähnlichen Reaktionen führen. Die so genannte Gänsehaut kann durch Ekel entstehen und signalisiert eine veränderte Wahrnehmung (siehe auch den Abschnitt zur Gänsehaut, S. 18 f.). Wirkliche oder vermeintliche Ekelempfindungen führen schnell zu Stigmatisierungen oder dem Erleben von Stigmatisierung, die auch mit Scham verbunden ist. Dass Ekel bei Menschen, die schnell zu Herpes neigen, tatsächlich auch Herpes auslöst, wurde bereits erwähnt (vgl. S. 53). Ekel tritt in zwischenmenschlichen Beziehungen auf, wenn eine Person Grenzen überschreitet, distanzierende Affekte nicht richtig wahrnimmt. Er tritt auch auf, wenn in der Fantasie das eigene Selbst als schutzlos gegenüber der Umwelt empfunden wird. Da Menschen mit Hautproblemen ihre Haut manchmal nicht als zum eigenen Selbst gehörend erleben können, müssen deshalb die Hautveränderungen als ekelig empfunden werden. Dies kann aber auch zu einer genau gegenteiligen Reaktion führen, wie das folgende Beispiel verdeutlichen soll:

Ein 42-jähriger Mann hatte seit zwei Jahren eine stark juckende, die gesamte Haut des Körpers befallende knotige Hautreaktion entwickelt, die der Hautarzt als Prurigo bezeichnet. Nie zuvor in seinem Leben war der Patient von Hautveränderungen betroffen gewesen oder hatte irgendeine Allergie gehabt. Ihm waren Menschen mit gesundheitlichen Problemen zuwider und auch bei seiner Frau konnte er gesundheitliche Schwächen kaum akzeptieren. Er war ein sehr auf Perfektion ausgerichteter Mensch und gab beim Suchen nach Gegenständen, die für ihn in seine Wohnung passten, nicht eher Ruhe, bis er die allerbeste Variante gefunden hatte. Seine Mitmenschen hatten oft unter ihm zu leiden, da er wie bei sich selbst auch bei allen anderen absolute Perfektion verlangte; so wurde zwar seine Fachkompetenz geschätzt, aber ansonsten mied man ihn gerne. Als Student hatte er viele »Frauengeschichten« gehabt und hatte dabei seine Haut als perfekt und »anmachend« erlebt; dies hatte sich nun durch die Knötchen ins genaue Gegenteil verkehrt, und fast hätte man denken können, er sei wie Hiob im Alten Testament (Hiob wurde von Gott mit Aussatz geschlagen) mit dieser Hautreaktion bestraft worden, die ihm zeigen sollte, dass er nicht weiter so narzisstisch nur auf sich selbst bezogen sein durfte. Aus lauter Selbstablehnung fing er an, die Krusten auf den Knötchen immer wieder abzulösen und sogar zu essen, was bei ihm selbst zwar einerseits Ekel auslöste, aber zugleich auch eine gewisse Befriedigung hervorrief. In der nach vielen hilflosen Versuchen einer medizinischen Behandlung durchgeführten Psychotherapie wurde sehr schnell deutlich, dass er sich von seinen Eltern, insbesondere von seinem Vater, nie akzeptiert fühlte und immer wieder, selbst jetzt als Erwachsener, versuchte, etwas Perfektes zu produzieren, um dem Vater endlich einmal zu imponieren. Als er von der intimen Situation des Essens der Hautkrusten erzählte, was sich erst nach einer Phase des Aufbaus einer vertrauensvollen Beziehung zum Therapeuten, der eben nicht abweisend wie sein Vater war, ergeben hatte, entstand beim Therapeuten natürlich ein intensives Ekelgefühl. Als der Therapeut nach der Herkunft dieses Ekelgefühls forschte, wurde klar, dass der Patient seinen Vater als ekelig und abstoßend empfunden hatte, aber seine kulturelle und ethische Erziehung ihm verbot, solche Gefühle gegenüber dem eigenen Vater zu empfinden. So richtete er den Ekel schließlich gegen sich selbst. Beim Durcharbeiten dieser eigenen Gefühlswelt, die ihm

bis dahin verschlossen war, geschah etwas recht Unerwarte-
tes und für die schwere Hautkrankheit auch Bemerkens-
wertes: Trotz Absetzen aller starken Medikamente, die bis
dahin verabreicht wurden, bildeten die Hauterscheinungen
sich weitgehend zurück, nachdem der Patient für sich selbst
beschlossen hatte, seine kindliche Haltung, Anerkennung
bekommen zu wollen, nun endlich abzulegen und erwach-
sen und emotional selbstständig zu werden.

Der Ekel des Therapeuten hatte auf die richtige Fährte geführt,
die eigentliche Ablehnung und Abstoßung, die sich hier symbolisch darstellte, herausfinden zu können. Der Patient selbst hatte
gegenteilig – oder wie man sagt: kontraphobisch – reagiert, indem er etwas, was er selbst zwar als abstoßend empfand, trotzdem ausführte. Dies ist nur dadurch zu erklären, dass diese
Handlung, die er selbst als Zwangshandlung erlebte und gerne
hatte beenden wollen, als Impuls zu verstehen ist, etwas eigentlich Nicht-Annehmbares wie das Verhalten des eigenen Vaters
dann doch in sich aufzunehmen. Manchmal macht unsere Psyche
solche merkwürdigen Versuche, sich selbst zu stabilisieren, und
produziert damit Dinge, die man als nahezu unmöglich betrachten kann, die aber bei genauerem Hinsehen eben doch einen gewissen Sinn machen – etwa wie hier den Sinn, sich nicht mit
einer Ablehnung auseinander setzen zu müssen, die man gerne
vermeiden würde.

Entstellende Veränderungen

Hautkrankheiten sind fast immer sichtbar und somit sowohl für
die Betroffenen wie auch für die Umgebung wahrnehmbar; sie
stellen damit auch sofort ein Problem im Umgang mit den Mitmenschen dar. Während Magengeschwüre, Nierenkoliken oder

Schmerzsymptome keine äußerlich sichtbaren Zeichen hinterlassen, haben Menschen mit Hautproblemen gerade damit zu tun, dass die Krankheit so gut sichtbar ist. So kommt es nicht selten auch zu übertriebenen Reaktionen, die man soziale Phobie nennt: Menschen ziehen sich wegen einer vermeintlichen oder auch nur geringfügigen Hautreaktion so sehr zurück, dass sie viele oder sogar alle Kontakte vermeiden und abbrechen.

Die Akne, eine typische Erkrankung der Pubertät, stellt ein besonderes Problem dar, da sie in einer Zeit auftritt, in der die Jugendlichen ohnehin verunsichert sind und oft nicht wissen, wer sie eigentlich sind. »Pickel« werden von der Umgebung oft als Bagatelle abgetan. Der gut gemeinte Kommentar »Bis du heiratest, ist das weg« ist für junge Akne-Patienten kein Trost. Viele Patienten empfinden ihre Akne als entstellende Erkrankung. Dies führt oft zu starkem emotionalem Leidensdruck, das Selbstwertgefühl ist verletzt und die sozialen Kontakte können gestört sein. Akne hat hinsichtlich der psychosozialen Beeinträchtigung Krankheitswert.

Jede Akne kann bei dem Betroffenen die Lebensqualität im emotionalen und sozialen Bereich erheblich beeinträchtigen und ist hierin mit anderen chronischen Erkrankungen der Haut oder Diabetes, Rheuma und Asthma vergleichbar. Ungefähr zwanzig bis vierzig Prozent der Akne-Patienten haben psychische Probleme. Studien zufolge tritt bei etwa einem Drittel von ihnen eine psychosomatische Komorbidität (d. h. gleichzeitiges Auftreten einer oder mehrerer anderer psychosomatischer Erkrankungen) auf. Erschöpfung, Magen-, Glieder- und Herzbeschwerden treten bei Akne-Patienten häufiger auf als bei gesunden Kontrollpersonen. Unsicherheit und Sensibilität sind erhöht, die eigene Attraktivität wird als herabgesetzt angesehen. Unzureichende Kenntnisse und mangelnde Aufklärung über die Erkrankung verstärken diese Probleme noch. Soziale Ängste und Gefühle der Hilflosigkeit können zu Angstzuständen und

Depressionen führen. Einige Studien weisen auf die mögliche Suizidgefahr insbesondere bei männlichen Akne-Patienten mit schwerer Akne und bei Menschen mit einer so genannten körperdysmorphen Störung (Vorstellung vermeintlicher gravierender Entstellung, siehe S. 99 ff.) hin.

Man kann sich natürlich auch fragen, ob umgekehrt psychische Faktoren auch Einfluss auf die Akne haben. Die Antwort ist eindeutig ja; bestimmte Lebensereignisse, Stress und Persönlichkeitsfaktoren bestimmen das Krankheitsgeschehen bei einer Akne mit. Mehreren Studien zufolge geben 60 bis 78 Prozent der Akne-Patienten eine Verschlimmerung der Erkrankung bei subjektiv erlebtem Stress an. Experimentelle Untersuchungen haben das vermehrte Auftreten von Pickeln unter Examensbedingungen nachgewiesen.

Die Probleme wirken sich auch auf den Kontakt zum Arzt aus. Der Umgang mit dem Akne-Patienten kann nicht nur für das Umfeld des Betroffenen, sondern auch für den Arzt recht schwierig sein. Das subjektive Krankheitskonzept des Patienten beeinflusst die Erwartungen an die Behandlung. Häufig korrelieren der Schweregrad der Akne und die subjektiv empfundenen Beeinträchtigungen nicht miteinander. So wird der Behandlungsbedarf auch von der psychosozialen Beeinträchtigung durch die Akne mit bestimmt. Dies gilt insbesondere in der entwicklungspsychologisch sensiblen Jugend- und Adoleszenzphase.

Ein großes Problem der Akne-Therapie ist die Compliance, d. h. die Einhaltung der Therapievorschläge und des gemeinsamen, von Arzt und Patient festgelegten Behandlungsplans, der von dem subjektiven Krankheitskonzept beeinflusst wird. Einer umfangreichen Befragung zufolge waren nur 17 Prozent der Akne-Patienten in Behandlung. Fast 50 Prozent waren mit den erhaltenen Informationen durch den Hautarzt unzufrieden, ebenso viele fühlten sich in ihren Problemen nicht ernst genommen.

Man sollte deshalb besser den Mut haben, die Ärzte auf die eigenen Probleme hinzuweisen, und vielleicht auch bei dieser Erkrankung an eine Psychotherapie denken. Eine Psychotherapie ist bei allen Akne-Formen notwendig, die zu einer depressiven Reaktion, sozialen Phobie oder einer körperdysmorphen Störung (siehe unten) führen. Wichtig ist dabei auch, einen geeigneten Therapeuten mit dermatologischem Grundwissen zu finden, der sich nicht selbst vor der Akne ekelt. Auch bei Vorliegen einer Knibbelakne, d. h. wenn die Gesichtshaut oder der Rücken mehr aufgedrückt wird, als tatsächlich Akne vorhanden ist, sollten spezifische Maßnahmen im Rahmen einer Fach-Psychotherapie durchgeführt werden.

Akne und Entstellung

Eine besondere Rolle spielt der Zusammenhang von unreiner Haut und psychischen Prozessen bei der Akne. Der Entstellungswert der Akne für die Betroffenen ist allgemein anerkannt.

Eine Akne kann reaktiv zu psychischen Störungen führen. Allerdings hängt die kognitive Bewertung eigener Hautveränderungen von einer Vielzahl von Faktoren ab (nach Bosse und Hünecke 1980), und zwar von:

- Lokalisation und Sichtbarkeit
- Chronizität und Art der Hautveränderung
- Geschlecht und Alter
- Anspruch an das Aussehen
- Vorerfahrung mit der Krankheit
- Selbstwertgefühl
- Ängstlichkeit, Hypochondrie, Zwanghaftigkeit und Depression

Diese Faktoren stehen in komplexer Wechselwirkung zueinander und beeinflussen den subjektiven Leidensdruck des Akne-Betroffenen.

Subjektiv ziehen die Hautveränderungen die Aufmerksamkeit anderer Menschen auf sich, dies führt wiederum zu Vermeidungsreaktionen des Hautkranken, zum Teil auch zu antizipierenden Reaktionen, und endet in sozialem Rückzug. Das subjektive Gefühl des Entstelltseins schwächt das Selbstwertgefühl und ein Teufelskreis beginnt. Zeigt ein anderer Mensch über das neugierige Betrachten hinaus Ekel, ablehnende oder Distanzierungsreaktionen, so finden ohnehin bestehende Ängste eine Grundlage; von hier aus verstärken sich die Überbewertung der somatischen Phänomene, sozialer Rückzug und Befangenheit im Kontakt mit anderen gegenseitig, sodass man von einer »paranoiden Überschätzung des Störungswertes« (Bosse et al. 1978) sprechen kann: der Hautgesunde fühlt sich durch das Hautleiden des Kranken viel weniger gestört, als dieser glaubt. Dieser »Paranoia-Tendenz« entspricht nach Bosse et al. (1978) die »Genügsamkeits-Hypothese« der Hautgesunden, was bedeutet, dass dem Hautkranken nur eine »verringerte sozial gebilligte Berechtigung, Ansprüche stellen zu können«, zugestanden wird.

Beide Hypothesen konnten Bosse et al. in einer Studie mit 119 Akne- bzw. Psoriasis-Patienten und 346 Hautgesunden bestätigen: Demnach befürchten Hautkranke, von Hautgesunden besonders in den Bereichen »erotisch-sexuelle Zuwendung«, »Wohnnähe«, »persönliche Beziehungen«, »flüchtige Sozialkontakte« und »Ästhetik« abgelehnt zu werden. Diese Ablehnung besteht bei Hautgesunden tatsächlich (außer bei hautgesunden Männern im erotisch-sexuellen Bereich). Auf der anderen Seite unterschätzen Hautgesunde die Ansprüche, die auch Hautkranke an die Hautbeschaffenheit ihrer Partner stellen.

Aufgrund dieser verschiedenen Erwartungshaltungen sind erhebliche Störungen in der sozialen Interaktion und Kommunikation zu erwarten, die die durch das Hautstigma bestehenden Ängste und Hemmungen im Kontakt mit anderen noch mehr verstärken. Die gesellschaftliche Bewertung von Hautkrankheiten in der Öffentlichkeit ist oft eine schwere Hypothek für Selbstvertrauen und Selbstsicherheit der Betroffenen. Ekel war im Rahmen von Studien ein häufiges, mit Hautkrankheiten allgemein verbundenes Gefühl (fast 75 Prozent); zwei Drittel der Probanden scheuten einen Besuch in einer Klinik für Haut- und Geschlechtskrankheiten aus diesem Grunde. Die Furcht vor Ansteckung ist eine weitere, sozialpsychologisch wirksame Komponente. Die Hälfte der befragten Probanden befürchteten eine Ansteckung bereits durch Händedruck, im Schwimmbad sogar drei Viertel.

Die Entstellungsproblematik wird oft unterschätzt. Da die Betroffenen aus Scham oder mangelndem Selbstbewusstsein auch selbst kaum darüber sprechen, ist es wichtig, dieses Problem möglichst offen anzusprechen, wenn der Eindruck entsteht, dass eine Beeinträchtigung besteht. Zu leicht geschieht es, dass eine vielleicht als ablehnend empfundene Bemerkung auf das eigene Aussehen und die Hautveränderung bezogen wird und daher weitere Ablehnung erwartet wird, in der man sich wiederum leicht durch eine weitere kleine Bemerkung bestätigt sieht. Ein solcher Verhaltensmechanismus entsteht zwangsläufig bei fast jeder sichtbaren Hautveränderung und kann zu gravierenden Beeinträchtigungen der sozialen Bezüge führen.

Das folgende Beispiel soll den Zusammenhang von Akne und Entstellung verdeutlichen.

Eine junge Studentin sucht die Hautarztpraxis auf. Bereits bei der Anmeldung fragt sie die Sprechstundenhilfe, ob sie die bei ihr vorhandene Akne auch als so furchtbar empfindet wie sie selbst. Dem Hautarzt erzählt sie dann nach der Untersuchung, dass sie sich vor kurzem ein Verliebtsein, das sich entwickelt hatte, selbst verboten hätte – aus Angst, der Partner könnte ihr Gesicht als ekelig empfinden. Obwohl sie selbst darunter sehr litt und es ihr großen Stress bereitete, nicht auf die Angebote zu weiteren Treffen einzugehen, schien die Akne ihr doch zu signalisieren, dass sie sich in dieser Situation nicht auf eine möglicherweise enttäuschende Erfahrung einlassen dürfe. Aus dieser Stresssituation heraus kam es dann recht schnell dazu, dass sie morgens und abends vor dem Spiegel stand und sich intensiv mit einzelnen Akne-Pickeln beschäftigte. Es verlief immer in der gleichen Art und Weise: Sie stand vor dem Spiegel und fand sich mal wieder recht hässlich, daraufhin entdeckte sie ein oder zwei Pickel, die sie aufdrücken wollte. Um dies zu tun, trat sie näher an den Spiegel heran und hatte die beiden deutlichen Pickel schnell aufgedrückt. Durch den geringen Abstand von nur wenigen Zentimetern zum Spiegel entdeckte sie aber jetzt noch weitere kleinere Mitesser und Pickel, die auch aufgedrückt wurden.

Das Drücken verschaffte eine gewisse Befriedigung, vor allem das Herausquellen von Eiter und Talg war angenehm. Sie merkte aber auch, dass sie nicht nur Eiter nach außen quetschte, sondern ein Teil auch offenbar in die Umgebung der behandelten Stelle in die Haut gedrückt wurde, was dann Tage später wieder zu einer weiteren Entzündung führte. Diese Situation vor dem Spiegel war ihr anfänglich auch nicht vollständig bewusst, wie in Trance verbrachte sie manchmal 30 Minuten bis zu einer Stunde mit diesen Aktionen. Erst wenn sie sich wieder in die normale Distanz zum Spiegel stellte, bemerkte sie, wie entzündet das Gesicht durch diese Manipulationen nun war, und bekam sofort Schuldgefühle und machte sich Vorwürfe, was sich wiederum negativ auf ihr Selbstwertgefühl auswirkte. Sie konnte sich nun überhaupt nicht mehr vorstellen, wieder an die

Universität zu gehen oder Bekannte zu treffen, ohne sich zuvor zu schminken. Also wurde jetzt alles mit Make-up übertüncht und mit dieser Maske traute sie sich schließlich wieder nach draußen. Manchmal war es so schlimm, dass sie sich sogar nachts schminkte, um sich selbst vor dem Spiegel nicht ertragen zu müssen. Schon unzählige Male hatte sie sich vorgenommen, diesen Mechanismus zu durchbrechen. Als der Hautarzt ihr sagte, sie habe eine Knibbelakne, und ihr genau diesen Mechanismus bestätigte, war sie zunächst einmal beruhigt, da sie feststellte, dass sie nicht der einzige Mensch war, der dieses Problem hatte, und es deshalb nicht um persönliches Versagen ging. Es wurde eine intensive dermatologische Akne-Therapie über viele Wochen durchgeführt, was half, das Entstehen neuer Mitesser und Pickel zu unterbinden; gleichzeitig besprach der Hautarzt mit ihr den Verhaltensmechanismus und entwickelte mit ihr zusammen ein Tagebuch, das ihr ermöglichte, sich selbst den Ablauf vor dem Spiegel immer wieder zu verdeutlichen und selbst auch Wege zu finden, die inzwischen als Zwangshandlungen erkannten Vorgänge zu stoppen. Dadurch, dass sie sich selbst jeweils mit kleinen eigenen Geschenken – wie Teetrinken oder Kino – belohnte, wenn sie es geschafft hatte, einen Tag nicht zu knibbeln, reduzierte sich diese Akne bald auf ein minimales und erträgliches Maß. Ihren Freund, in den sie verliebt war, hat sie dann später doch wieder getroffen, und die beiden sind inzwischen ein Paar und haben ihr Studium erfolgreich absolviert.

Dies ist ein Beispiel dafür, dass bei entsprechenden Verhaltensänderungen bei einer Akne nicht immer eine intensive Psychotherapie erfolgen muss. Manchmal können auch selbst eingeleitete Maßnahmen wie ein eigenes Tagebuch, in dem man nicht nur den Schweregrad der Hautveränderungen, sondern auch die

Situationen und Schwierigkeiten des Tages stichwortartig einträgt, sehr hilfreich sein, um eigene Probleme zu erkennen und zu bewältigen. Wenn es aber um schwierigere Lebenssituationen und Erlebnisse geht, die verdrängt worden sind, und man eine schwache Ahnung davon hat, dass man vor der ganzen Realität die Augen verschließt, wird eine Psychotherapie wirksamer sein.

Ekel vor sich selbst – körperdysmorphe Störungen

Die Schwierigkeiten, die ein vorhandener oder vermeintlicher Attraktivitätsverlust der Haut mit sich bringt, sind meist abhängig von der bestehenden Persönlichkeitsstruktur der Betroffenen. So gibt es zum einen Patienten, die nur selbst von sich glauben, eine unreine Haut zu haben, während der Hautarzt oder die Mitmenschen dies gar nicht oder kaum feststellen können. Man spricht hier von einer körperdysmorphen Störung oder einem Hässlichkeitssyndrom. (Man spricht manchmal auch vom Thersites-Syndrom, genannt nach Thersites, der nach Homer der hässlichste der griechischen Krieger vor Troja war.) Andererseits finden wir Patienten, die eine unreine Haut oder ein vorhandenes Hautproblem haben, denen es nicht gelingt, ihre Krankheit gut zu verarbeiten, und die damit in ähnliche soziale Schwierigkeiten geraten wie die Patienten mit körperdysmorpher Störung. Daneben gibt es natürlich auch Menschen mit unreiner Haut, die psychisch nicht darunter leiden, folglich ohne Leidensdruck sind und daher auch keinen Arzt aufsuchen und benötigen.

Betroffene mit einer körperdysmorphen Störung weisen zunächst keinen oder nur einen minimalen Hautbefund auf, haben jedoch ein negatives Bild vom eigenen Körper und beschäftigen sich ständig vor dem Spiegel mit ihrer Haut, was zu einer zwanghaften Kontrolle des Aussehens führt. Sie haben meist Angst vor visueller Exposition und eine depressive Stimmung, entwickeln manchmal auch Aggression oder Ekel gegen sich selbst oder andere. Ihr Verhalten ist meist angespannt und aggressiv, auch gegen den Behandelnden; die Hauterscheinungen sind durch aggressive Manipulationen (Drücken/Kratzen) und aggressive Selbstbehandlung (Waschzwang) geprägt. Oft stellen sich diese Patienten mit dem Wunsch nach radikaler kosmetischer Behandlung bei der Kosmetikerin, dem Schönheitschirurgen oder dem Hautarzt vor. Was ihre sozialen Beziehungen betrifft, ist es meist so, dass sie die Öffentlichkeit meiden und Partnerschaftsprobleme sowie soziale und/oder berufliche Probleme haben.

Diese Patientengruppe bedarf einer gezielten psychotherapeutischen Behandlung, die oft zunächst von den Betroffenen abgelehnt wird – ähnlich wie bei Alkoholikern –, da sie selbst keine Einsicht haben, dass es sich bei ihrem Problem zumindest zu einem großen Teil um eine psychische Störung handelt. Erst wenn die ständige Beschäftigung mit dem eigenen Äußeren einen zwanghaften Charakter annimmt und auch die Menschen der Umgebung stört, kommt es manchmal zu der Einsicht, dass eine Psychotherapie hilfreich sein könnte. Der Zeitpunkt ist dann oft schon sehr spät und macht die Behandlung schwieriger, da sich die unbewussten Prozesse im Gehirn meist schon verselbstständigt haben und ständig Impulse vorhanden sind, das Aussehen zu kontrollieren. Hier kann man nur durch einfühlsames Verstehen versuchen, die Patienten von der Notwendigkeit einer spezifischen psychotherapeutischen Behandlung zu überzeugen. Das Problem einer körperdysmorphen Störung besteht wesentlich häufiger, als normalerweise angenommen wird. In einer repräsentativen Befragung im Jahr 2003 in Deutschland konnte feststellt werden, dass wir selbst bei sehr strengen Kriterien davon ausgehen müssen, dass bei etwa einem Prozent der Menschen in Deutschland eine solche Entstellungsproblematik besteht. Unter Studenten scheint die Zahl noch höher zu liegen und in den Sprechstunden für Kosmetik, kosmetische Dermatologie und bei den Schönheitschirurgen finden sich noch viel häufiger Patienten mit diesem Störungsbild; bei Menschen, die sich einer Schönheitsoperation unterziehen wollen, hat schätzungsweise jeder fünfte oder sechste Patient diese Störung. Besonders auffällig ist die jeweilige feste Überzeugung, hässlich oder zumindest übermäßig in seinem Aussehen beeinträchtigt zu sein. Diese Überzeugung lässt sich durch die gut gemeinte Aussage, dass eigentlich kaum eine Veränderung wahrzunehmen ist, nicht beeinflussen – oder wenn, dann nur für kurze Zeit. Manchmal gelingt es den Betroffenen sogar, ihre Partner oder nahen Angehörigen davon zu überzeugen, dass die vielleicht minimale Hautveränderung auch wirklich entstellend wirkt, und die dauernde Beschäftigung mit den Veränderungen verstärkt diese Annahme natürlich immer weiter.

Im Gegensatz dazu sind bei der zweiten erwähnten Patientengruppe mit ungünstiger Krankheitsverarbeitung objektiv fassbare Hautveränderungen vorhanden. Auch diese Patienten haben ein negatives Körperbild, sie verleugnen jedoch oft ihre Entstellungsgefühle. Ihr Verhalten ist selbstunsicher, jedoch unterbleiben massive aggressive Handlungen gegen sich selbst. Soziale Ängste und depressive Stimmungen sowie Angst vor einer Ausbreitung der Hauterkrankung bestimmen die Situation der Patienten. Auch sie meiden in der Folge ähnlich wie Patienten mit körperdysmorphen Störungen die Öffentlichkeit. Auch bei diesen Patienten ist eine gezielte psychotherapeutische Behandlung zwingend notwendig, häufig reicht jedoch die psychosomatische Beratung des Patienten aus, damit er die Situation meistern kann. Ein Fallbeispiel:

Eine 42-jährige Patientin wird von der sie behandelnden Hautärztin auf unsere psychodermatologische Station geschickt. Die Hautärztin hält es nicht mehr aus, dass die

Patientin täglich ihre Praxis aufsucht, um ihre vermeintliche Entstellung beurteilen zu lassen, und immer wieder nach dermatologischen und kosmetischen Therapieansätzen sucht. Die tägliche Konsultation dient offenbar der Selbst-Stabilisierung und bringt die Kollegin schließlich dazu, die Patientin zur stationären Behandlung vorzustellen. Die Vorgeschichte ist lang, die Patientin hat bereits zahlreiche Therapien hinter sich. Eine vierjährige hochfrequente psychoanalytische Behandlung hat genauso wenig geholfen wie eine dreijährige Verhaltenstherapie. Sie hat wegen der Störung bereits drei stationäre psychiatrische Krankenhausaufenthalte hinter sich, der Versuch, hier medikamentös eine Besserung zu bewirken, schlug jeweils fehl, auch ein Aufenthalt in einer stationären psychosomatischen Rehabilitationseinrichtung half nicht. Die Patientin zeigt sich sehr verzweifelt, unsere Klinik sei ihre letzte Hoffnung, sonst würde sie sich umbringen. Sie schildert intensive Ekelgefühle vor sich selbst, auch nachts würde sie sich schminken, da ihr Gesicht unerträglich wäre. Sie betrachtet sich bis zu acht Stunden täglich im Spiegel, und sie war auch nicht in der Lage, den Spiegel – als verhaltenstherapeutische Maßnahme – abzuhängen und wegzustellen. Wir sehen bei der Aufnahmeuntersuchung eine durchaus selbstbewusste und auch resolut wirkende Patientin, bei der bei intensiver Betrachtung der Gesichtshaut eine etwas stärkere Rötung als bei anderen Menschen auszumachen ist. Darunter leidet die Patientin, deren leichte Hautveränderung als Rosazea (eine akneähnliche dermatologische Erkrankung) diagnostiziert wurde und auch entsprechend mit einer Creme behandelt wird. Die Patientin schildert sehr eindrucksvoll, dass sie sich ständig durch den Spiegel Sicherheit verschaffen muss, ob ihr Gesicht noch in Ordnung sei. Schon bei dieser Schilderung wird in der Übertragung deutlich, dass es offenbar um die Absicherung des eigenen Selbst als existent und akzeptabel geht. Die Patientin kann dies auch aus der Erfahrung mit den Deutungsversuchen der Psychoanalytikerin bestätigen: »Meine Therapeutin meinte immer, ich hätte ein schwaches Selbst.«

In der Krankheitsgeschichte wird deutlich, dass sie bereits in der Pubertät von einer milden Akne befallen war, die die Eltern als störend empfanden, weshalb sie die Tochter, wohl ein wenig gegen deren Willen, zum Hautarzt brachten. Dieser verschrieb ihr für das Gesicht ein Cortisonpräparat; dadurch besserte sich die Akne, was in der Folge zur weiteren Anwendung und Gewöhnung an diese helfende Salbe führte. Da es beim Versuch, das Cortison abzusetzen, immer wieder zu einer Verschlechterung der Akne kam, wurde die Patientin von ihren Mitschülerinnen und Mitschülern oft »Pickelgesicht« genannt und ausgelacht. Da auch ihr Vater – wie sie sich erinnert – ihr an den Kopf warf, sie müsse sich mit ihrer Hässlichkeit abfinden, geriet sie in tiefe Verzweiflung mit Selbstmordgedanken. Trotz allem konnte sie die Schulzeit mit einem Realschulabschluss beenden und eine Ausbildung als Apothekenhelferin beginnen, die sie auch abschloss. Lange konnte sie in diesem Beruf jedoch nicht tätig sein, da sie bald von ihrem Freund und späteren Ehemann schwanger wurde und eine – heute 11-jährige Tochter – bekam, die bis jetzt zusammen mit ihr in einer Wohnung lebt. Bis zur Geburt ihrer Tochter arbeitete sie zeitweise als Angestellte in einer Arzneimittelversandhandlung. Als die Tochter drei Jahre alt war, also acht Jahre vor der Aufnahme in der psychosomatischen Station, ließ sie sich wegen der ständigen Alkoholexzesse ihres Ehemannes scheiden und bezog eine eigene kleine Wohnung; seither musste sie von der Sozialhilfe leben. Seit dieser Zeit ist sie arbeitslos und ohne feste Anstellung, wobei sie allerdings stundenweise in einem Haushalt aushilft, um sich abzulenken und eine Beschäftigung zu haben. Ein neuer Lebenspartner, der nach ihren Angaben ebenfalls Alkoholiker ist, wohnt nicht mit ihr in einer gemeinsamen Wohnung, aber sie möchte sich auch nicht von ihm trennen, da sie außer ihren Eltern, denen sie völliges Versagen im Umgang mit ihrer Akne vorwirft, sonst kaum Sozialkontakte hat. Eine seit einiger Zeit begonnene medikamentöse Behandlung mit einem Antidepressivum, das bei solchen Störungen häufig zur Linderung der gleichzeitigen Schlafstörungen und traurigen Verstimmungen eingesetzt wird, wurde auch während des gesamten stationären Aufenthaltes beibehalten. Als sie aufgenommen wird, kritisiert sie sehr schnell, dass nicht genug auf ihre Haut eingegangen werde, und sie fordert eine Maximaltherapie ein – sie will ein Antibiotikum und die Pille einnehmen. Mit den Mitpatienten kommt es schnell zu Auseinandersetzungen, sie gilt in der Therapiegruppe als unnahbar und dominant. Am Beginn der Therapie wird ihr tiefes Misstrauen gegenüber den Behandelnden wie auch den Mitpatienten deutlich. Dies wird jedoch vor dem Hintergrund einer besonderen Psychodynamik verstehbar: Bei ihr hat sich eine massive Scham- und Schuldproblematik entwickelt, und infolge der narzisstischen Kränkung und Kränkbarkeit ekelt sie sich immer wieder vor sich selbst. Hier scheinen die eigenen aggressiven Bestrebungen gebunden zu sein, und sie reinszeniert damit deutlich ihre Beziehung zu den Eltern.

Erst langsam kann sie Vertrauen aufbauen, als sie feststellt, dass man sich um sie kümmert und auch immer wieder Lösungen sucht. Durch die Erfahrung, dass die Behandelnden ihre für sie eminent wichtige Hautveränderung ständig ernst nehmen und sich ansehen, dabei allerdings immer wieder deren Harmlosigkeit betonen, fühlt sie sich zunehmend verstanden und kann auch Hinweise, dass sie tiefes Misstrauen gegenüber Menschen entwickle, die sie als Autoritätspersonen wie ihre Eltern wahrnähme, annehmen. Die Bearbeitung dieser von ihr erlernten Art der Beziehungsgestaltung macht es möglich, auch neue, positive Erfahrungen zu sehen und zu akzeptieren. Ihre Alkoholiker-Partner scheinen ihr das Gefühl vermittelt zu haben, dass sie gebraucht wird – sie konnte sich stark fühlen, da sie selbst nicht vom Alkohol abhängig war. Diese Schwäche des Partners war für sie zur Stabilisierung des eigenen geringen Selbstwertgefühls notwendig. Durch die am Wochenende stattfindenden Besuche zu Hause wird sie auch mit den Konflikten mit ihrem Partner, ihren Eltern und ihrer Tochter konfrontiert. Dies führt nach jedem Wochenende zu Hause zu einem deutlichen Rückfall in ihre altbewährten Muster des Ekels und der Scham vor sich selbst – verbunden mit dem Eindruck, ihre Gesichtshaut habe sich verschlechtert.

Nur die ständige Analyse ihrer Erwartung, von den Eltern und vom Partner abgelehnt zu werden, macht es langsam möglich, dass sie die Zusammenhänge auch selbst sehen und teilweise anerkennen kann. Die anfänglich narzisstische Überhöhung der Therapeuten durch Äußerungen wie »Sie sind meine letzte Rettung« führt natürlich letztlich zu deren Ablehnung (»Sie akzeptieren nicht, dass ich eine Rosazea habe«) und den damit verbundenen Beziehungsabbrüchen, die meist von ihr regelrecht provoziert werden. Nur langsam können durch das gewährende Verständnis aller Therapeuten (Einzel- und Gruppentherapeut, Körpertherapeut, Kunsttherapeutin, Ärzte und Krankenschwestern) auch Themen angesprochen werden, die den Konflikt, der hinter dem Entstellungsgefühl liegt, deutlich machen. Fragen nach der Symbolbedeutung der Haut (»Was will sie Ihnen wieder zeigen?«) dürfen schließlich gestellt werden, und die Patientin gewinnt eine tolerantere Haltung gegenüber sich selbst, indem sie sich mehr und mehr als eine Person akzeptieren kann, die trotz ihrer Distanzierung und ihres Misstrauens angenommen wird. Sie kann ihre innere Ambivalenz den Eltern gegenüber wahrnehmen, die sie zunächst nur als misshandelnde Monster sah, ohne zu bemerken, dass diese auch nur auf die – sicher kontraproduktiven – Behandlungsmaßnahmen des früheren Hautarztes vertrauten. Sie kann nun auch erkennen, dass die Eltern sich zumindest sehr bemühten, sie zu entlasten, indem sie die Betreuung der Enkeltochter übernahmen. Der Patientin wird langsam bewusst, dass die Ekel- und Schamempfindungen Projektionen sind, die ihr schwaches Selbst vor einer Desintegration schützen, und es gelingt ihr gleichzeitig, eine Selbstwahrnehmung als attraktive Frau aufzubauen. Auch den Mitpatienten fällt jetzt auf, dass sie verständnisvoller ist; außerdem fängt die Patientin an, sich mehr um sich selbst zu kümmern, was sich u. a. darin zeigt, dass sie eine neue Frisur hat. Der hinter der Entstellungsfantasie gelegene Konflikt konnte im Verlauf der 12-wöchigen stationären Psychotherapie verdeutlicht werden, und es konnte auch gleichzeitig ein stärkeres Selbstwertgefühl aufgebaut werden. Hinzu kamen die täglichen verhaltenstherapeutischen Maßnahmen, die eine ständige Kontrolle ihres Aussehens mittels eines speziellen Fragebogens beinhalteten, auf dem jeweils von den Untersuchern sehr ehrlich ihre Einschätzung mit der Einschätzung der Patientin verglichen wurde. Bei der Entlassung war die Patientin deutlich stabiler, es wurde verabredet, dass sie zu Hause die Hautärztin nur noch alle vier Wochen konsultiert, was auch gelang.

In Bezug auf die Psychodynamik kann man sagen, dass die Patientin offenbar bereits in ihrer Kindheit sehr misstrauisch war und ein instabiles Selbst entwickelt hatte, das durch die falsche Aknetherapie zusätzlich traumatisiert wurde, die ihre Haut zum Fokus der vermehrten Aufmerksamkeit werden ließ. Die Beschäftigung mit dem Gesicht und der vermeintlichen Entstellung stand stellvertretend für die innere Unsicherheit, die nach außen projiziert wurde, da es innerpsychisch nicht gelang, Stabilität zu erreichen.

Haut und Scham

»Seine Haut zu Markte tragen« ist ein Ausdruck, der aus dem Mittelalter stammt. Er wird verwendet, wenn es darum geht, ein persönliches Risiko einzugehen oder sich selbst zu verkaufen. Bei letzterem spielt auch der Affekt der Scham, den wir in unserer Kindheitsentwicklung nicht von Anfang an besitzen, sondern erst zwischen dem 2. und 3. Lebensjahr entwickeln, eine Rolle. Scham empfinden wir nur dann, wenn wir uns unseres Selbst unsicher sind. Insofern stellt Scham ein kulturell geprägtes Phänomen dar. Bei Hautkrankheiten bestimmt Scham die Kommunikation insofern, als die Hautveränderung nicht selten starke Schamgefühle auslöst und damit den Umgang und die Kommunikation mit anderen Mitmenschen verändert. Eine typische Erkrankung, die recht häufig mit Scham einhergeht, ist die Vitiligo, die so genannte »Weißfleckenkrankheit«, bei der die Haut an bestimmten Körperstellen – meist um die Augen, an den Fingern und unter den Achseln sowie im Genitalbereich – ihre Pigmentierung verliert (siehe Fallbeispiel unten, S. 111 ff.).

Etymologisch leitet sich das Wort »Scham« vom althochdeutschen Wort »*scama*« ab, das bereits im 8. Jahrhundert schriftlich erwähnt wird und »Schamgefühl, Beschämung, Schande« bedeutet. Dabei bezeichnet Schande die objektiven Umstände, während Scham das subjektive Erleben ausdrückt. Die germanischen Wurzeln »*skam/skem*« leiten sich vom indogermanischen »*kam/kem*« ab und haben die Konnotation »be- und zudecken, verschleiern, verbergen, verhüllen«. Das vorangestellte »s« bezeichnet den reflexiven Aspekt (»*sich* zudecken«). Scham hat also sehr viel mit einer Spannung zwischen Zeigen und Verbergen, Offenheit und Verschlossenheit, Interesse und Hemmung zu tun. Der lateinische Begriff »*pudor*«, der für sexuelle Scham steht, taucht in der medizinischen Terminologie beim Schambeinknochen (Os pudenda) auf; hier wird die häufige Verknüpfung von Scham und Sexualität deutlich.

Die meisten Autoren nehmen die Entstehung der Scham zwischen dem 4. und 18. Lebensmonat an und zählen diese zu den Primäremotionen. Einige sehen bereits im Abwenden des Kopfs durch ein Kind eine frühe Schamform als Abgrenzungsverhalten. Auch das »Fremdeln« im vierten bis achten Monat ist ein frühes Schamäquivalent, ein Gefühl des erkannten Irrtums, die Mutter mit einem Fremden verwechselt zu haben. Um den 18. Lebensmonat entsteht mit dem sich etablierenden Selbstkonzept des Kindes, der Unterscheidungsfähigkeit zwischen Ich und Nicht-Ich, der Symbolisierungsfähigkeit und der beginnenden Sprachentwicklung die Fähigkeit zur Selbstreflexivität. Das Kind lernt, Bezüge zwischen Objekten und zwischen sich und Objekten herzustellen. Der Herausbildung des Schamgefühls liegen interaktive Prozesse zwischen dem Kind und seinen Bezugspersonen zugrunde.

Schamgefühle treten allgemein dann auf, wenn ein persönlich empfundenes Defizit öffentlich sichtbar oder hörbar wird oder werden könnte. Dies kann durch eine Verletzung der Intimsphäre geschehen, aber auch durch Verhaltensweisen, die gegen moralische, ethische oder religiöse Kontexte, Normen, Ge- und Verbote verstoßen. Der Betroffene erlebt, dass wesentliche innere Bereiche berührt sind, die nicht ohne weiteres entblößt und offen gelegt werden dürfen. Das (vermeintliche) Versagen wird dem ganzen Selbst zugeschrieben, wodurch dieses in Frage gestellt wird. Ein plötzliches Bewusstwerden der eigenen Inkompetenz tritt auf. Unfähigkeit, Hilflosigkeit, Gelähmtsein, Befangenheit, Blockiertsein, sich isoliert, abgelehnt, einsam, elend, entmutigt fühlen werden als Schamerlebnisse geschildert. Begleitet werden diese Gefühle von unwillkürlichem Erröten, Schwitzen, schnellerem Pulsschlag, dem Gefühl, einen Kloß im Hals zu haben, Schwindel, einem Senken des Blicks und Niederschlagen der Augen, von Sich-Abwenden, Sich-Versteken oder Weglaufen, Nestelbewegungen oder verlegenem Kichern. Charakteristisch ist der Wunsch, »im Boden zu versinken«.

Daneben spielen auch Kultur, Alter, Schönheitsideale, Status-symbole, Leistungsfähigkeit, institutionelle Vorschriften, Ethik und Moral eine wichtige Rolle bei der Auslösung von Scham. Schon bei einer ärztlichen Untersuchung werden je nach Kör-perregion Schamgrenzen verletzt, besonders Mund-, Genital-und Analbereich sind hierdurch betroffen.

Scham führt vor allem zu einer dämpfenden Wirkung auf offen-sive, exponierende und verletzende Akte. Man kann in der Scham einen emotionalen Gegenspieler zu sexueller Freizügig-keit, exhibitionistischen Tendenzen, aggressivem Durchset-zungsverhalten und dem ungestümen Drang in neue soziale Räume sehen. Durch Scham wird stark extrovertiertes Verhal-ten gebremst.

Der Affekt Scham spielt bei Hautpatienten eine zentrale Rolle. Schon die mit Scham verbundene Bedeutung des Verdeckens und Verhüllens zeigt eine Gemeinsamkeit von Haut und Scham: Beide schützen innere Werte. Auch umgangssprachliche Aus-drücke wie »das Gesicht verlieren« oder das Gesicht bedecken-de Gesten verdeutlichen den Zusammenhang von Scham und Haut, und Menschen, die sich schämen, fühlen sich häufig häss-lich, verunstaltet, minderwertig, körperlich ungeliebt. Nicht sel-ten kommt es in schamhaften Situationen zum Erröten. Als Kommunikationsorgan scheint die Haut wie geschaffen, um Scham abzubilden.

Hautkranke erfahren durch ihre Erkrankung Scham als noch bedrohlicher. Das subjektive Erleben von Entstellung ruft Schamgefühle hervor, die mit der tatsächlichen Schwere der Hautveränderungen nicht übereinstimmen müssen. Patienten ohne sichtbare Hautveränderungen können trotzdem unter star-ken Schamgefühlen leiden, während umgekehrt manche Patienten mit erheblichen Hautveränderungen nur geringe Schamgefühle haben. Kommt es zu wirklichen oder scheinbaren Stigmatisierungserfahrungen, reagiert der Betroffene oft mit sozialem Rückzug, Isolation bis hin zur Sozialphobie (siehe oben). Das massive Schamerleben schwächt in entscheidender Weise das Selbstwertgefühl, der Betroffene schämt sich für sein Äußeres und fühlt sich unterlegen.

Vitiligo – die »Weißfleckenkrankheit«

Diese Erkrankung der Haut ist schon seit langer Zeit bekannt und wurde bereits im alten Ägypten beschrieben. Schon damals nutzten die Ärzte bestimmte pflanzliche Stoffe, die eine Lichtempfindlichkeit steigern, in Kombination mit der Sonne zur Therapie. Dieses Prinzip wird bis heute in pharmakologischer Form durchgeführt. Die Vitiligo wird bei den Dermatologen heute als Autoimmunreaktion angesehen: Es kommt in den pigmentbildenden Zellen, den Melanozyten, zu Veränderungen, so dass kein Pigment – Melanin – mehr gebildet wird. Menschen entwickeln eine solche Erkrankung, ohne dass sie eine erbliche Veranlagung dazu hätten. Sie sind meist sehr überrascht und sehen sich hilflosen Ärzten gegenüber. Es gibt bis heute keine zuverlässige Methode, diese Zellen, die durch Abwehrreaktionen des Körpers in eine Art »Dornröschenschlaf« fallen, wieder zur Pigmentbildung anzuregen. Mit UV-Bestrahlung und durch Hemmen der Entzündung gelingt es allerdings, den Prozess aufzuhalten und zum Teil umzukehren. Besonders Menschen mit dunkler Hautfarbe leiden natürlich sehr unter diesem »Makel«, weshalb diese Krankheit besonders mit Schamgefühlen verbunden ist. Das folgende Fallbeispiel aus der psychosomatischen Behandlung soll zeigen, wie Scham vielleicht sogar an der Auslösung dieser Pigmentstörung beteiligt sein kann. Wissenschaftlich lässt sich dies dadurch belegen, dass die immunologische Reaktion in den Pigmentzellen wesentlich durch Nervenbotenstoffe, so genannte Neuropeptide, ausgelöst wird. Auch Veränderungen an den Synapsen, den Kontaktstellen der Nerven zu den Pigmentzellen, sprechen dafür, dass emotionale Reaktionen sich hier auswirken könnten. Ein Fallbeispiel:

Eine Apothekerin, die in einem größeren Unternehmen arbeitet, sucht die Psychodermatologie auf, da sie bemerkt hat, dass sich ihre weißen Hautflecken in Zeiten größerer Stressbelastung vermehren. Die bisherigen dermatologischen Behandlungen haben zeitweise einen Stillstand erreicht, jedoch das Geschehen nicht endgültig stoppen können.
Sie lebt zusammen mit ihrem Ehemann und ihrer inzwischen erwachsenen Tochter in einem Haus. Ihr Ehemann arbeitet als Beamter in einer öffentlichen Einrichtung und unternimmt gerne Reisen. Zunächst scheint die Situation recht harmonisch und es sind keine psychischen Auffälligkeiten zu erkennen. Die Patientin hat eine ältere Schwester, die sie als erfolgreicher erlebt und die in ihren Augen auch den besseren Kontakt zu den Eltern und insbesondere zu ihrem Vater hatte. Dieser ist vor einigen Jahren gestorben. Sie macht sich Vorwürfe, dass sie es nicht übers Herz bringen konnte, ihn noch kurz vor seinem Tod auf der Intensivstation zu besuchen und stattdessen ihrer Schwester diese Aufgabe überließ. Die Mutter ist rüstig, und zu dieser hat sie nach wie vor guten Kontakt. Die Patientin selbst ist sehr sportlich, was ihr im Sportverein viel Anerkennung einbrachte. Dort lernte sie während des Studiums – im ersten Semester – einen Dozenten ihrer Universität kennen, in den sie sich verliebte. Er war bekannt dafür, dass er sich gerne jungen Studentinnen näherte. Es dauerte nicht lange, und

sie ging eine Beziehung zu diesem Mann ein. Die Problematik lag darin, dass er ihr signalisierte, die Beziehung – die für beide sexuell durchaus erfüllend war – dürfe nur heimlich sein, da er sonst wegen »Unzucht mit Abhängigen« seine Stellung verlieren könnte. So kam es, dass beide sich nur heimlich trafen und die Patientin mit der Zeit sehr unter diesem Arrangement litt. Sie konnte weder den Eltern noch der Schwester oder Freundinnen so richtig von der Beziehung erzählen, da sie ja verheimlicht werden musste, und so lernte sie, dass sie eine erfüllende Sexualität nur heimlich erleben konnte. Es kam, wie es kommen musste: Der Dozent verließ sie wegen einer anderen, jüngeren Studentin, nicht ohne sie in einer Weise zu demütigen, deren Schilderung allein schon »unter die Haut« geht: Beide hatten sich zu einem gemeinsamen Skiurlaub verabredet, und sie wollte trotz schon vollzogener Trennung mitfahren, da sie ihn immer noch liebte und hoffte, das es doch wieder zu mehr Kontakt kommen könnte. Kurz vor der Abreise erfuhr sie, dass er noch eine andere Studentin in seinem Wagen mitnehmen würde. Auf der Fahrt – die beiden saßen vorne im Wagen – begann er schon bald, diese Studentin intensiv sexuell zu berühren, während die Patientin dies mit ansehen und anhören musste. Unfähig, ihm die Meinung zu sagen, und starr vor Entsetzen, Ekel und Ablehnung wurde sie Zeugin diese Verhaltens und ließ alles über sich ergehen. Einige Wochen später entdeckte sie die ersten Flecken der Vitiligo – sie hatte ihre Schamreaktion offenbar nicht anders kompensieren können. Es verging einige Zeit, und sie lernte ihren Ehemann kennen, einen zuverlässigen und soliden Menschen, auf den sie sich schnell einließ und mit dem sie bald eine Tochter bekam. Sie musste jedoch noch manchmal an die schöne Zeit mit dem Liebhaber zurückdenken, und so kam es immer wieder dazu, dass sie von

Schuld- und Schamgefühlen geradezu überrannt wurde, da sie sich ihrer Meinung nach nicht genügend auf ihren jetzigen Ehemann einlassen konnte. Sie hatte in dieser Zeit auch niemanden, mit dem sie darüber sprechen konnte, so dass sie nie erfuhr, dass viele Frauen und natürlich auch Männer dieses Gefühl nur allzu gut kennen.

Nach einigen Jahren der Ehe – die Tochter ging inzwischen zur Schule – verliebte sie sich erneut, diesmal in den Vorgesetzten ihrer Apotheke, in der sie arbeitete. Die Liebe war stark, blieb jedoch rein platonisch. Sie wollte unter allen Umständen vermeiden, dass der Chef, den sie liebte, etwas davon erfuhr. Auch machte ihr das schlechte Gewissen gegenüber dem Ehemann zu schaffen. In der Psychotherapie wurde später deutlich, dass diese »Verliebtheit« eher eine Übersprungshandlung war (eine Übersprungshandlung ist eine Verhaltensweise, die stellvertretend für etwas ausgeführt wird, das man gerne tun würde, sich aber aus Angst oder Scham nicht zu tun traut), da sie immer noch nicht mit ihren Schamkonflikten und ihrer Ehe zurechtkam und niemanden hatte, mit dem sie darüber sprechen konnte. Der Übersprung bestand darin, dass sie ihren Wunsch nach heimlicher Sexualität nicht ausleben konnte und wollte, weshalb die platonische Liebe eine sinnvolle weil ungefährliche Handlung war, mit der es ihr gelang, ihre Liebeswünsche auszuleben, ohne sich selbst zu gefährden. Sie lebte ihre Liebe u. a. so aus, dass sie sich am Arbeitsplatz absichtlich in seine Nähe begab. Dabei musste sie oft zwischen den Regalen hindurchgehen, in denen sich die Medikamente befanden. Eines Tages kam es dabei zu einer überraschenden Begegnung mit dem Chef, der ebenfalls zwischen den Regalen ging, sodass sie sehr erschrak und den Eindruck hatte, er habe doch etwas von ihrer Liebe bemerkt. Am nächsten Tag erfuhr sie, dass der Vorgesetzte

114

vom Dach seines Hauses gestürzt war und mit einer ernst-
haften Kopfverletzung im Krankenhaus lag. Für sie war
diese Mitteilung ein Schock, da sie einen Zusammenhang
mit der Begegnung vermutete. Es dauerte einige Monate, ehe
er seinen Dienst wieder aufnehmen konnte. Während dieser
Zeit bangte die Patientin um sein Leben; über ihre Angst
konnte sie mit niemandem reden, ihre Krankheit schritt
weiter fort. Als der Vorgesetzte dann wieder in den Dienst
kam, bemerkte sie, dass er ihr seltsam fremd geworden war.
Sie vermisste seine Aufmerksamkeit, die in ihren Augen
nun einer anderen Person galt. Heftige Gefühle der Eifersucht erfassten sie und lösten eine Depression aus. Die weißen Flecken vermehrten sich. Verängstigt wegen ihrer Haut
und ihrer inneren Zerrissenheit und Ratlosigkeit suchte sie
die psychosomatische Ambulanz auf.

Hier wurde ihr langsam bewusst, dass es sich um eine Schamproblematik handelte. Durch die Psychotherapie lernte sie,
ihre Zurückhaltung und Verschämtheit einerseits und ihre
Eifersucht und Verlassenheitsgefühle andererseits als Ausdruck mangelnden Selbstbewusstseins zu verstehen und
dies zu verbessern. Sie konnte sich dadurch ihrem jetzigen
Ehemann wieder mehr annähern und glücklicher mit ihm
sein. Die Vitiligo verschwand durch die Psychotherapie
nicht, jedoch blieb sie stabil, und es zeigten sich kaum neue
Schübe.

Die Schamproblematik war bei ihr schon in der Kindheit
und Jugend sehr deutlich. So erinnerte sie sich, wie sie zusammen mit ihrer Schwester und dem Vater spazieren ging
und der Vater sich angeregt mit der Schwester, die sie als
intellektueller und für den Vater interessanter erlebte, unter-
hielt. Schon damals zog sie sich zurück und wünschte sich
heimlich die Anerkennung des Vaters – eine Parallele zu
ihrer Beziehung zu dem Universitätsdozenten, auf deren

Heimlichkeit sie sich so leicht hatte einlassen können. Die Verknüpfung von heimlicher Liebe und erfüllender Sexualität war eine Konditionierung, die ihr Leben bestimmte und schließlich in der Vitiligo zum Ausdruck kam, als sie mit der Demütigung konfrontiert wurde und es keine Möglichkeit der psychischen Verarbeitung durch Gespräche gab. Die Beschämung durch die sichtbare Vitiligo war die verkörperte Erinnerung, dass sie sich entblößt hatte und ihre Gefühle so schamlos ausgenutzt worden waren. Insofern hatte sich die Psyche in der Haut ein sinnvolles Reaktionsorgan gewählt.

Aber nicht nur die Vitiligo verdeutlicht die Problematik der Schamaffekte, sondern vor allem auch eine Reaktion der Haut, die jedem gut bekannt ist: das Erröten.

Schamröte

Die Schamröte ist eine Reaktion der Haut, die fast jeder kennt, die jedoch einige Menschen insofern besonders betrifft, als ihre kleinen Hautblutgefäße eine angeborene Tendenz haben, sich bei einer psychisch belastenden Situationen zu erweitern, so dass damit vermehrt Blut in eine Hautregion einströmt. Auf diese Weise werden äußerlich rote Flecken sichtbar, die für die oder den Betroffenen oft sehr unangenehm sind und als ein Hitzegefühl in dieser Region auch wahrgenommen werden. Menschen mit solchen Reaktionen erleben dies manchmal als so peinlich, dass sie sich aus Scham vor solchen bloßstellenden Situationen zurückziehen und Kommunikation vermeiden.
Die Tatsache, dass sich hier deutlich eine emotionale Reaktion zeigt, ist unbestritten. Es ist jedoch schwierig, dies wissenschaftlich zu belegen. Zwar ist bekannt, dass bestimmte Stresshormone

zu einer Erweiterung der Blutgefäße führen können, jedoch hat bisher niemand genau zeigen können, wie es in einer solchen Schamsituation oder in einer ähnlichen Stresssituation dazu kommt, dass sich vermehrt Stresshormone bilden und in gut sichtbaren Körperregionen wie Hals und Gesicht auf besonders sensitive Rezeptoren an den Gefäßen treffen, die dann die Reaktion auslösen. Die »Sprache der Haut« ist hier leicht zu verstehen, und schon der Volksmund bezeichnet diese Reaktion als Schamröte. In der Dermatologie spricht man von »Erythema puellarum«, womit angedeutet wird, dass es vor allem eine Reaktion junger Mädchen ist, die leicht mit Rotwerden reagieren, wenn sie angesprochen werden. Auch hier wird unterstellt, dass es sich um einen Schamaffekt handelt. Nun gibt es in der psychosomatischen Dermatologie allerdings auch das Phänomen, dass im Grunde keine Schamröte zu erkennen ist, Menschen aber dennoch von sich selbst annehmen, dass sie mit einer ihnen sehr unangenehmen Rötung reagieren. Um diese höchst unangenehme Reaktion zu vermeiden, kommt es dann zu dramatischen Auswirkungen wie einem Rückzug aus Sozialkontakten. Ein solches Verhalten wird »Erythrophobie« – Angst vor dem Erröten – genannt. Die Erythrophobie muss gar nicht mit echter Schamröte einhergehen; diese ist zwar manchmal in leichter Form tatsächlich vorhanden, was aber in keiner Weise die dramatischen Auswirkungen erklärt. Ein Fallbeispiel:

Eine junge Frau kommt zu uns in Behandlung, da sie sich kaum noch traut, aus dem Haus zu gehen, ihre Arbeitsstelle wegen häufigen Fehlens verloren hat und auch sonst sehr ängstlich ist. Ursache dieses Verhaltens ist ihrer Meinung nach, dass sie auf viele Situationen mit einer Rötung ihrer Haut reagiert, vor allem, wenn es etwas warm ist; dies hat zu ihrem Vermeidungsverhalten geführt. Auffällig an ihr war, dass sie einen Fächer bei sich trug, den sie sich ständig heftig wedelnd vor das Gesicht hielt, insbesondere dann, wenn man sie näher betrachten und z. B. das Gesicht mit einer Lampe anschauen wollte. Es war schnell klar, dass sie Angst vor dem Rotwerden des Gesichts hatte, es bestand also eindeutig eine »Erythrophobie«.

Wir erfuhren im Verlauf der längeren Behandlung, dass sie mit ihrer Mutter zusammenwohnte, die sich vom Vater wegen dessen Alkoholismus getrennt hatte. Die Patientin lernte bei einer Tanzparty einen deutlich älteren Mann kennen, den sie sehr attraktiv fand und schnell zu Hause vorstellte. Da sein Alter zwischen dem von Mutter und Tochter lag, ist zu vermuten, dass er vielleicht auch der Mutter gefiel, jedenfalls unterstützte die Mutter die Tochter sehr darin, diese Beziehung einzugehen. Sie kannte die Neigung zur Zurückhaltung bei ihrer Tochter und freute sich, dass diese nun eine Beziehung eingegangen war.

Das Paar ging eines Tages im Sommer spazieren und es kam zum Austausch von Zärtlichkeiten. Die Tochter, die sich in der Umgebung draußen auf dem Feld sehr unwohl fühlte, wollte dann jedoch keine weiteren sexuellen Annäherungen des Freundes. Dieser ließ jedoch nicht von ihr ab, und so kam es in dem Kornfeld zu einer Vergewaltigung, die die Tochter nachhaltig traumatisierte. Da der Vergewaltiger ihr Freund war, war sie unsicher, ob es sich vielleicht nur um einen »normalen« sexuellen Kontakt gehandelt hatte, so wie es der Freund hinstellte. Hinzu kam, dass sie sich nicht traute und nicht vorstellen konnte, mit der Mutter über diesen Vorfall zu sprechen, da sie befürchtete, dass diese das Geschehen verharmlosen oder ihr vielleicht sogar Vorwürfe machen würde, sie hätte den Mann abgewiesen. Ihre innersten Gefühle der Scham über diesen Übergriff verbarg sie, und sie zog sich zurück. Es gab auch keine andere Vertraute, mit der sie über ihre Gefühle hätte sprechen können.

Die Mutter verstand tatsächlich nicht, warum sich die Tochter plötzlich so merkwürdig gegenüber dem Freund verhielt und ihn nicht mehr sehen wollte. Es kam zur Trennung und zu Vorwürfen von Seiten der Mutter.

Einige Zeit später – sie hatte die Gefühle der Enttäuschung, der Scham und des Ärgers völlig verdrängt und war nicht in der Lage, die Situation zu reflektieren – stand sie eines Morgens vor dem Spiegel und schaute sich ihr Gesicht an. Sie bemerkte einige rote Flecken am Hals, die sie sofort mit ihrer schwierigen Situation in Verbindung brachte; sie redete sich ein, der Freund habe sie wohl wegen dieser Flecken am Hals verlassen. Sie kontrollierte von nun an sehr häufig, zunächst morgens und abends, schließlich aber fast jede Stunde und vor jedem Spiegel, ob sie wieder diese roten Flecken im Gesicht und am Hals hatte. Schließlich konnte sie an nichts anderes mehr denken als an diese roten Flecken. Die Mutter hatte das Verhalten bemerkt und nötigte die Tochter, zu einem Arzt und zu verschiedenen Hautärzten zu gehen. Diese erkannten wohl, dass es sich nicht um eine durch Salben oder Cremes zu behandelnde Krankheit handelte, jedoch halfen die Versuche, sie auf die Harmlosigkeit der Hautreaktion hinzuweisen, überhaupt nichts, sie fühlte sich zunehmend unverstanden, da sie keinem klarmachen konnte, was eigentlich mit ihr los war. Einer der Ärzte hatte ihr wohl aus eigener Hilflosigkeit geraten, sich durch einen Fächer Wind und Kühle in das Gesicht zu wedeln. Diesen Rat hat sie dann umgehend befolgt, und der Fächer verstärkte seither die Distanz zu anderen Menschen, die das Fächeln natürlich absurd und vollkommen überflüssig fanden und den Eindruck erhielten, die Patientin sei etwas verrückt. Dass sie leicht für »etwas verrückt« gehalten werde, zeigte auch die lange Liste an Psychopharmaka, die ihr verschrieben worden waren, von denen sie aber – vielleicht zum Glück – nur wenige eingenommen hatte. Den Zusammenhang zwischen der Schamreaktion und der Vergewaltigung im Kornfeld stellte die Patientin selbst natürlich nicht her, weshalb sie auch niemandem von dieser Traumatisierung berichten konnte. Es dauerte deshalb auch in der psychosomatischen Behandlung eine längere Zeit, bis dieser Zusammenhang aufgedeckt werden konnte. Nachdem die »Fächerfrau« dies akzeptieren konnte, wurde ein spezielles Training mit ihr entwickelt, um das Zwangsverhalten zu bessern. Der Psychologe verabredete mit ihr, dass sie sich zunächst mit Lippenstift einen roten Punkt auf die Wange malen und damit durch die Station des Krankenhauses gehen sollte, um zu erforschen, wie wohl andere Menschen auf diese nun tatsächlich vorhandene Veränderung in ihrem Gesicht reagieren würden. Zu ihrem Erstaunen schauten andere Menschen sie nur kurz an, sahen dann aber weg und zeigten keine ablehnende Reaktion. Sie spürte sehr schnell, dass sie selbst am stärksten auf die Veränderungen reagierte und dass ihre Annahme, andere würden sich sofort von ihr abwenden, nicht wirklich berechtigt war. Sie selbst war es, die am schlechtesten damit umgehen konnte. Es gelang ihr so, wieder mehr Kontakt zu sich und anderen Mitpatienten aufzunehmen, und schließlich konnte sie sich auf ein weiteres »Experiment« einlassen: Sie setzte sich zusammen mit dem Psychologen in einen Raum, der durch Aufdrehen der Heizung immer wärmer wurde. Dies war eine von ihr selbst vorgegebene Situation, in der sie am meisten befürchtete, dass ihre roten Flecken im Gesicht wiederkommen könnten und sie die Hitze im Gesicht nicht werde aushalten können. Auch diese Situation machte ihr sehr schnell klar, dass ihre eigenen Vorstellungen ihre Reaktionen hervorriefen, und diese Einsicht half ihr schließlich sogar, ihren Fächer wegzulegen und wieder Kontakte zu knüpfen.

Das Beispiel verdeutlicht, dass sich das Gefühl der Scham verlagert hatte; die Haut wurde durch die leichte Rötung – die bei manchen Menschen angeboren ist – zum Austragungsort des Konflikts. Da die Gefühle der Scham, der Hilflosigkeit und des Ausgeliefertseins unterdrückt wurden, suchte die Patientin unbewusst, dies zu kompensieren, um nicht schwer depressiv oder in anderer Weise schwer psychisch krank werden zu müssen: Die Haut wurde als entstellt erlebt und geriet in den Fokus; die nachfolgenden Zwangshandlungen waren eigentlich sekundär.

Haut und Nähe-Distanz-Problem

Die Haut ist dafür prädestiniert, ein Nähe-Distanz-Problem zu symbolisieren. Dies zeigt sich immer wieder bei Hautreaktionen, die für Nicht-Betroffene schnell verständlich werden, während der Hautkranke selbst sich die Selbstverständlichkeit der Reaktion oft gar nicht eingestehen kann. Dabei sollte jedoch mit »Symboldeutungen« sehr vorsichtig umgegangen werden, die oft allzu schnell zur Hand sind, aber auch völlig unzutreffend sein können. So ist nicht jeder, der eine Hautreaktion an den Händen hat, auch gleichzeitig psychisch »handlungsunfähig«, und der Ausschlag vor einer schwierigen Begegnung ist nicht immer gleichbedeutend mit »Ich mag Dich nicht«! Allerdings gilt die Tatsache, dass die Haut immer auch eine äußere Grenze darstellt, die stellvertretend auch für psychische Abgrenzung steht. Oft handelt es sich um ambivalente Gefühle, bei denen die Betroffenen schlecht oder gar nicht zwischen Zuwendung und Ablehnung oder zwischen Sympathie und Abneigung unterscheiden können. Die Haut regelt dann scheinbar diese auf der psychischen Ebene nicht mögliche Reaktion, indem sie die Betroffenen zum Rückzug und zur Beschäftigung mit sich selbst zwingt. Gerade Neurodermitis-Kinder, die das frühe Eincremen als sowohl liebevoll umsorgend als auch gleichzeitig Juckreiz auslösend und abstoßend empfunden haben, neigen später dazu, bei Zuwendung schlecht zwischen diesen beiden emotional sehr unterschiedlichen Empfindungen zu unterscheiden, und entwickeln dadurch ein Nähe-Distanz-Problem.

Kreisrunder Haarausfall (Alopecia areata)

Eine 18-jährige Schülerin stellt sich beim Hautarzt wegen ihrer seit ca. einem Jahr bestehenden Alopecia areata – dem

kreisrunden Haarausfall – vor, da die bisherigen Therapieversuche mit Cortison, UV-Bestrahlung und der speziellen
lokalen Anwendung eines chemischen Stoffes, der gewollt
eine kontaktallergische Reaktion auslöst, keine Besserung
gebracht hatten. Den Beginn des Haarausfalls bringt die Patientin mit dem vermehrten Schulstress kurz vor dem Abitur
in Verbindung. Ihre Eltern würden sie sehr unterstützen und
sie käme gut mit ihnen aus. Im Verlauf des Gesprächs wird
auch über ihre Hobbys gesprochen, und sie erzählt, dass sie
als hervorragende Sportlerin ständig Preise gewinnt. Dabei
kann sie auch berichten, dass ihr Trainer, den sie sehr ver-
ehrt, ihren Wunsch, Sport zu studieren, nicht unterstützt. Er
hält sie zwar in einer bestimmten Disziplin für hervorragend
begabt, sie sei aber nicht für ein Studium geeignet. Diese Zurückweisung war für die Patientin offenbar so traumatisie-
rend, dass kurze Zeit später die Alopecia areata ausbrach.
Die Schilderungen der Patientin lösen beim Arzt Gefühle
der Rührung und der Zuneigung aus, so dass dieser – diese
Übertragungsgefühle reflektierend – nach der Beziehung
zum Trainer fragt. Dadurch wird offenbar ein Kernproblem
berührt, denn sie bricht in Tränen aus und berichtet über
ihre nicht auslebbare Liebe zu ihrem Trainer, der sie nach
anfänglichem Austausch von Zärtlichkeiten aus Angst vor
der Eifersucht seiner Ehefrau schließlich schroff zurück-
gewiesen hat.
Der Patientin wird durch dieses Gespräch klar, wie sehr
sie emotional betroffen ist, und sie berichtet schließlich,
dass sie meinte, mit ihren Eltern und Freunden nie über
diese Gefühle reden zu können. Diese erste emotionale
Begegnung verdeutlicht der Patientin, wie eine Psychotherapie funktioniert und in welcher Weise sie wirksam
wird, denn sie fühlt sich nach dem Gespräch sehr entlastet.
Anschließend sprechen Patientin und Arzt über die Mög-

lichkeit einer ambulanten Psychotherapie am Heimatort, und die Patientin erhält ganz konkret zwei Kontaktdressen, an die sie sich wenden kann. Auch der notwendige zeitliche Rahmen wird besprochen, da der Arzt den Eindruck hat, dass eine konfliktzentrierte Kurzpsychotherapie hier ausreichend sei, die er ihr auch empfiehlt. Im Rahmen dieser Entscheidungsfindung gelingt es, die Patientin zu motivieren und durch das positive Erleben im Erstgespräch für eine Gesprächstherapie zu gewinnen.

Dieses ambivalente Gefühl des Sich-hingezogen-Fühlens und gleichzeitig auch Abgestoßen-Seins kennen viele Menschen. Es zeichnet den so genannten Ambivalenz-Konflikt aus. Ein Zeichen des Erwachsenseins ist, dass man solche Ambivalenz-Konflikte ertragen und aushalten kann, ohne entsprechende körperliche oder psychische Reaktionen zu entwickeln. Bei der Schülerin kann man den Haarausfall damit erklären, dass sie ihre Liebe zu dem Trainer, der ja verheiratet war, nicht ausleben konnte. Andererseits meinte sie aber, die Gefühle für sich behalten zu müssen und sie nicht preisgeben zu können – aus Angst vor Zurückweisung wegen dieses doch offenbar verbotenen Wunsches, der ja nicht realisierbar schien. Eine unüberlegte Reaktion wie die des Trainers, der auf ihre Verführungsversuche zunächst einging, dann aber aus Angst vor den Konsequenzen für seine Ehe die Patientin schroff zurückwies, um sie sich vom Leib zu halten, kann ohne Reflexion kaum verstanden und bearbeitet werden. Der Körper kommt in eine Stresssituation, die aus der Unklarheit zwischen dem Signal des In-Liebe-angenommen-Werdens und der anschließenden Ablehnung entsteht. Die Patientin befindet sich in einer verzweifelten Situation, in der sie einerseits die Liebe und Zuneigung empfindet, sich andererseits aber selbst sagt, sie habe kein Recht auf die Liebe des Trainers. Sie fühlt sich gleichzeitig auch noch von ihm durch die schroffe Zurückweisung gedemütigt, die sie selbst kaum verstehen kann – ein hilfloses Verhalten des Trainers, der sich nicht traut, ihre Gefühle zu erwidern, bzw. der nicht konsequent von Anfang an eine notwendige Distanz gewahrt hat. Hinzu kommt die Angst vor der Reaktion ihrer Eltern, von denen sie befürchtet, dass sie ihr Vorwürfe machen, da sie den Trainer ja versucht hat zu verführen. Es entsteht ein Teufelskreis aus Schuldgefühlen und Wut, Ablehnung und Scham, aus dem sie sich nicht befreien kann. Der in dieser Situation entstehende psychische Stress bewirkt eine Aktivität von Stresshormonen, die – zusammen mit einer möglicherweise erblichen Schwachstelle an den Haarwurzeln – zu einer immunologischen Reaktion führen und somit den Haarausfall produzieren. Da der Zyklus bis zum Ausfallen eines Haares normalerweise ca. drei Monate beträgt, kommt es erst etwa drei Monate nach der aktuellen Stressreaktion zu einem Haarausfall. Das Nähe-Distanz-Problem drückt sich somit auch symbolisch aus: die Patientin verliert einen Teil dessen, was sie als Frau erotisch sein lässt. Man könnte auch sagen: sie rauft sich symbolisch in dieser Situation vor Ärger und Wut über die Reaktion des Trainers die Haare aus. Welcher genaue psychische Mechanismus hier zur Erklärung heranzuziehen ist, wird letztlich erst in einer längeren Psychotherapie deutlich werden.

Auch in einer Kontaktdermatitis kann das Nähe-Distanz-Problem zum Ausdruck kommen.

Kontaktdermatitis

Die Kontaktdermatitis ist eine Hautreaktion, die in der Regel entweder durch toxische oder irritative Einwirkung auf die Haut entsteht, oder aber es wird durch eine allergische Reaktion eine Hautentzündung ausgelöst. In den meisten Fällen lässt sich die

Reaktion eindeutig zuordnen und ein Allergietest deckt die Ursache der allergischen Reaktion auf. Man kennt die Allergene, die durch unmittelbaren Kontakt an der Haut am häufigsten eine Entzündungsreaktion in Gang setzen, die bestimmten Gesetzmäßigkeiten unterliegt. Es kommt zunächst zum Kontakt mit dem Allergen und zur Bereitstellung von Entzündungszellen. Beim zweiten Kontakt erfolgt dann die allergische Reaktion, die an der Haut zu Bläschen, Rötung und Juckreiz führt. Ob es sich um eine allergische Reaktion oder um eine irritative Reaktion – z. B. durch Einwirkung von Säuren – handelt, lässt sich durch entsprechende Tests herausfinden. Es kommt jedoch immer wieder vor, dass kein auslösendes Agens gefunden wird und damit bleibt die Ursache der Kontaktdermatitis unklar. In diesen Fällen lohnt es sich, auf die »Sprache der Haut« zu achten, wie folgendes Beispiel zeigt:

Ein 26-jähriger Medizinstudent sucht einen Therapeuten auf; er hat sein Studium gerade abgeschlossen. Er freut sich, dass er auch gleichzeitig seine Doktorarbeit beendet hat, und beschließt, dies zu feiern und seine Eltern dazu einzuladen. Dies ist jedoch nicht so einfach, da seine Eltern sich getrennt hatten, als er drei Jahre alt war. Er blieb bei seinem Vater, denn die Mutter hatte wegen eines anderen Partners die Familie verlassen, und der Vater hasste sie dafür. Nach der Scheidung hatten sich seine Eltern nie wieder gesehen; nur selten, alle paar Jahre, gab es wegen juristischer oder verwaltungsrechtlicher Absprachen einmal einen kurzen Telefonkontakt. So wusste der Student nicht so recht, wie er diese Feier gestalten sollte. Sollte er beide einladen, sollte er zwei Feiern veranstalten oder ohne die Eltern feiern? Als er sein Studium begann, hatte er nach vielen Jahren zum ersten Mal wieder Kontakt zu seiner Mutter aufgenommen, viele Gespräche mit ihr geführt, hatte dadurch auch ein wenig ihre Sicht der Dinge kennen gelernt und besser verstanden, warum sie sich vom Vater getrennt hatte. Auch wenn der emotionale Kontakt zu ihr nicht mit dem zu seinem Vater zu vergleichen war, hatte er doch den Eindruck gewonnen, eine einigermaßen normale Beziehung zu ihr entwickelt zu haben.

Noch bevor er die Entscheidung treffen konnte, bekam er zwei Päckchen zugesandt, eins vom Vater und eins von der Mutter. In beiden befand sich eine schöne Uhr, die er zum bestandenen Examen und der abgeschlossenen Doktorarbeit bekam. Offenbar waren beide Elternteile auf die Idee gekommen, eine schöne Uhr wäre das passende Geschenk zu diesem Anlass. Damit hatte sich das Problem verdoppelt. Er konnte ja schlecht beide Uhren gleichzeitig tragen – eine Uhr konnte er schon gut gebrauchen, aber welche sollte er auswählen? Zumindest beim Vater musste er vorsichtig sein, wenn er dessen Uhr bei einem Besuch nicht trug und stattdessen eine andere »neue« Uhr am Handgelenk hätte. Es verging einige Zeit und er hatte gar keine Zeit gefunden, die Eltern einzuladen, denn die neue Arbeitsstelle an einer Klinik forderte ihren Tribut. Fast war das Problem mit den Uhren vergessen, hatte er sich doch entschieden, mal die eine und dann auch wieder die andere Uhr zu tragen. Eines Morgens, er kam gerade von einem anstrengenden Nachtdienst, spürte er am linken Handgelenk unter der Uhr einen Juckreiz. Als er sie auszog, sah er, dass sich dort ein Ekzem entwickelt hatte. Sofort dachte er, dass er wohl eine Metallallergie auf Uhren entwickelt habe. Obwohl er – als Kinderarzt – nicht so viel von Allergien verstand, war der Zusammenhang durch die Stelle, an der das Ekzem entstand, relativ eindeutig. Also suchte er einen Allergologen auf und ließ sich testen. Der Test ergab jedoch keine positive Reaktion. Eine Allergie auf Nickel oder sonstige Metalle war nicht feststellbar. Dieser Befund sagte ihm nun auch nicht, was er tun sollte; also besann er sich darauf, dass er ja zwei Uhren hatte. Zunächst zog er aber gar keine Uhr an und ließ das Ekzem abheilen. Nachdem einige Zeit vergangen war, zog er – die Haut war nunmehr wieder gesund – wieder eine der beiden Uhren an, was keine Reaktion verursachte. Später wechselte er dann die Uhr und wunderte sich sehr, als sich innerhalb weniger Tage wieder die gleiche Reaktion zeigte, die er beim ersten Mal auch erlebt hatte. Eine eindeutig allergische Reaktion mit kleinen Bläschen und Rötung. Nur dunkel konnte er sich noch erinnern, von wem die Uhr stammte – es war die seiner Mutter. In einer Kurzzeit-Psychotherapie wurde ihm schließlich bewusst, dass er den Nähe-Distanz-Konflikt, mit der Mutter Kontakt zu haben und damit seinen Vater – scheinbar – zu enttäuschen, nicht ausgehalten hatte: eine Problematik, die ihm seine Haut deutlich machte. Nachdem er dies erkannt hatte, trug er beide Uhren noch über Jahre, einmal die eine, dann die andere, ohne je wieder eine Reaktion zu bemerken.

Auch diese Reaktion zeigt ein Nähe-Distanz-Problem an – die eigene Ambivalenz, zu welchem Elternteil er sich durch das Tragen der Uhr quasi bekennen sollte, war für ihn nicht lösbar. Erst die Hautreaktion verdeutlichte ihm, was sich vorher unbewusst und für ihn nicht erkennbar abgespielt hatte: Würde er die Uhr des Vaters tragen, müsste er seine Kontaktaufnahme zur Mutter und die Aussöhnung mit ihr leugnen; hätte er die Uhr der Mutter am Handgelenk, machte er sich gegenüber dem Vater schuldig, der sicher nicht wollte, dass er eine Uhr der Mutter trüge. Das Problem ließ sich auch nicht mit den Eltern besprechen – deren Antworten schienen von vornherein klar zu sein. In dieser ambivalenten, scheinbar unlösbaren psychischen Situation half die Hautreaktion, ihn auf das Problem aufmerksam zu machen, und er fand in der Therapie einen dritten Weg: Durch das Bewusstmachen der Vorgänge und seiner Schuldgefühle konnte er die Nähe-Distanz-Problematik mit seinen Eltern besser regeln. Er machte sich klar, dass nur er selbst es bestimmte, wie viel Nähe und Distanz er zu seinen beiden Eltern haben wollte. Dies half ihm, den Konflikt selbst zu lösen, und erstaunlicherweise ließ sich auch das Problem der Hautreaktion lösen – trotz Tragens beider Uhren traten keine Reaktionen mehr auf.

Die Nähe-Distanz-Regulation ist ein sehr sensibles Geschehen, da uns bekanntlich zu große Nähe genauso stört wie zu große Distanz. Beides sollte ausgewogen vorhanden sein, so wie es individuell passend ist. Manche Psychosomatiker setzen das Nähe-Distanz-Problem mit dem sehr ähnlichen Autonomie-Abhängigkeits-Konflikt gleich, von dem häufig Menschen mit Essstörungen betroffen sind. Ich bin jedoch der Meinung, dass dies zwei unterschiedliche Konfliktkonstellationen sind. Bei Menschen mit Hautproblemen gibt es häufig keine Autonomieprobleme: Sie empfinden sich als autonome und durchaus unabhängige Personen. Trotzdem spüren sie, dass es Schwierigkeiten mit der Nähe-Distanz-Regulation gibt und ihnen das schwierige Ausbalancieren des Gleichgewichts nicht immer gut gelingt. Vielmehr haben sie immer wieder den Eindruck, zu viel Nähe oder zu viel Distanz zu erleben. Wenn dieser Konflikt noch unbewusst ist, kann dann stellvertretend die Haut reagieren. Gerade bei der sehr häufigen perioralen Dermatitis, einer Entzündungsreaktion rund um den Mund, die oft bei jungen Frauen auftritt, die kurz vor dem Schritt in die Selbstständigkeit stehen, spielt dieser Konflikt nicht selten eine Rolle. Diese Art der Dermatitis kann zum Teil durch zu häufige Anwendung von Kosmetika entstehen, aber eben auch durch einen Nähe-Distanz-Konflikt ausgelöst werden. Wenn dieser Konflikt bewusst wird und eine adäquate Hautpflege vorgenommen wird, können die Hautreaktionen oft zum Abklingen gebracht werden.

Haut und Wut

Manchmal drückt die Haut nicht auslebbare Affekte von Wut und Aggression aus, die dann in Form einer Hautkrankheit sichtbar wird. Wenn dies sehr direkt und unmittelbar verständlich mit der psychischen Problematik zusammenhängt, sprechen Psychotherapeuten von Konversionsreaktionen. Die psychische Ursache ist jedoch nicht immer einfach zu benennen. Das folgende Fallbeispiel einer Patientin mit Nesselsucht, der so genannten Urticaria (benannt nach lateinisch »urtica – Brennnessel«, weil die Reaktionen der Haut so aussehen, als wenn man in Brennnesseln gefallen wäre), soll zeigen, wie psychisch nicht mehr zu verarbeitende Probleme sich in körperliche Symptome transformieren können.

Die Wut bricht aus der Haut – Urticaria

Eine junge Frau und ihr Ehemann haben einen kleinen Sohn, sie sind erst seit einigen Jahren verheiratet. Da der Mann seit der Geburt des Sohnes oft von zu Hause weggeht und auch offenbar auf die Mutter-Sohn-Beziehung eifersüchtig ist, kommt es immer häufiger zu Streit und schließlich – als er ihr sogar Gewalt androht und sie sich sehr ausgeliefert fühlt – zieht sie zurück zu ihren Eltern. Dort wohnt sie nicht gerne, da sie nicht das beste Verhältnis zu ihren Eltern hatte, die schon immer gegen die Heirat waren und den Schwiegersohn nie akzeptiert hatten. Es ist eine belastende Lebenssituation, die die Patientin aber dank einiger Gespräche mit einer guten Freundin einigermaßen bewältigen kann. Sie versucht also, mit der problematischen Situation fertig zu werden: Einerseits ist sie auf die Hilfe ihrer

Eltern angewiesen, da sie keine Unterstützung von ihrem Ehemann erhält und sich mit ihrem Sohn irgendwie durchschlagen muss, andererseits wäre sie lieber selbstständig und versucht, dies durch Übernehmen einer Arbeit, bei der sie mit anderen Frauen eine recht monotone Tätigkeit am Fließband verrichtet, zu erreichen. Sie leidet öfters an Kopfschmerzen, und die Trennung hat ihr auch einige schlaflose Nächte bereitet, aber insgesamt ist diese Lebensphase noch durchzustehen, da sie wenigstens manchmal darüber sprechen kann.

Die Freundin, die zusammen mit ihr am Fließband arbeitet, hat mittlerweile verschiedene Vermittlungsversuche zwischen ihr und dem getrennt lebenden Ehemann unternommen und somit den Ehemann öfter gesehen. Eines Tages kommt die junge Frau wieder zur Arbeit, und beim Frühstück erzählt ihr die Freundin, mit der sie sich immer austauschte, dass es letzte Nacht »passiert« sei: Sie habe sich bei dem Treffen in den Ehemann der Freundin verliebt, und sie hätten eine gemeinsame Nacht verbracht. Sie ginge davon aus, dass sie mit ihm zusammenbleiben wolle.

Diese Nachricht aus heiterem Himmel trifft die junge Frau natürlich sehr. Sie versucht mit Mühe, den Arbeitstag hinter sich zu bringen, ihre Gefühle spielen verrückt; später wird sie feststellen, dass sie an diesem Tag zwischen einer grenzenlosen Wut auf die Freundin, der sie doch bisher alles hatte anvertrauen können, und einer ungeheuren Aggression gegenüber dem getrennten Partner hin- und herschwankte. Sie weiß aber auch, dass sie keine andere Arbeitsstelle finden wird, also der Freundin, die zur Ex-Freundin geworden ist, jeden Tag begegnen wird und zudem noch ihrem Sohn zuliebe in der für sie unwürdigen Situation bei den Eltern ausharren muss.

Es scheint keine Lösung zu geben, die Patientin fällt in tiefe

Verzweiflung und weiß keinen Rat. Ihre Gefühle sind ihr selbst nicht klar, sie kann mit ihren Eltern nicht darüber sprechen, die ihr nur weitere Vorwürfe machen würden. Ihr Sohn ist zu klein, als dass sie ihn damit belasten könnte, und die Freundin ist nun nicht mehr ansprechbar. In dieser Nacht entwickelt sich eine über den ganzen Körper ausgedehnte Nesselsucht, sie hat einen unerträglichen Juckreiz und geht am nächsten Morgen verzweifelt zum Arzt, der sie erst einmal krankschreiben muss und sie dann weiter an den Hautarzt und Allergologen verweist. Nach den entsprechenden medizinischen Abklärungen, die allesamt nichts ergeben – da sie weder eine Schilddrüsenstörung noch eine andere innere Erkrankung hat, die manchmal für eine solche Reaktion verantwortlich sein können –, wird sie nach Abklärung einer Nahrungsmittelallergie schließlich auch dem Psychosomatiker vorgestellt. Er ist der Erste, der sich genauer mit den Hintergründen und den möglichen lebensgeschichtlichen Problemen auseinander setzt und schließlich die Geschichte erfährt, die zur Nesselsucht geführt haben kann. Die Erkrankung wird nun verständlich: Die problematische Lebenssituation – Trennung vom Partner und Rückkehr ins Elternhaus – hat sie zunächst noch verkraftet, nach der neuen Nachricht fühlte sie sich jedoch der Situation völlig ausgeliefert und wusste nicht mehr, wie sie mit ihrer Wut, ihrer Aggression und ihrer Enttäuschung umgehen sollte. Es gab scheinbar niemanden, mit dem sie sich – wie vorher mit der Freundin – austauschen konnte, und so scheint die psychosomatische Reaktion, die letztlich auch einen Schutzmechanismus darstellt, ihr geholfen zu haben, mit der Situation fertig zu werden: Die Haut hatte sich gleichsam – stellvertretend für die nicht auslebbare Wut – symbolisch »aufgebläht« und ihr damit dazu verholfen, dass sie krankgeschrieben wurde und zunächst nicht an den

Arbeitsplatz zurückkehren musste. So konnte sie sich erst einmal zurückziehen und sich mit sich selbst beschäftigen.

In der Tat kann man oft gerade bei der Urticaria, die jeden vierten Menschen einmal in seinem Leben betrifft, gut den Zusammenhang zwischen einer Stresssituation, die psychisch schlecht verarbeitet wird, und der körperlichen Reaktion der Haut sehen. Man weiß recht genau, dass es direkte Nervenverbindungen zu bestimmten Hautzellen, den so genannten Mastzellen, gibt, in denen Substanzen wie Histamin und ähnliche Stoffe enthalten sind, die eine schnelle Entzündung und Wasseransammlung in der Haut verursachen können. Durch die innere Erregung kann es zu einer Aktivierung dieser Nervenfasern kommen, die dann eine psychoimmunologische Reaktion auslösen – die natürlich auch von Medikamenten oder Infektionen in ähnlicher Weise verursacht werden kann. Der Prozess kommt in Gang, und es kommt schließlich zu einer Art Durchlöcherung dieser Zellen, medizinisch »Vulnerabilität« genannt, die dazu führt, dass im Anschluss an einen solchen Auslöser kleinste Stimulationen zu einer ähnlichen Reaktion führen und die Mastzellen auch ohne erkennbare Ursache immer wieder ihr Histamin ausschütten. Der Ablauf verselbstständigt sich und führt dann zu einer chronischen Reaktion, deren Ursache schließlich nicht mehr festzustellen ist. Je nachdem, ob die Erinnerung solche Ereignisse ausblendet oder nicht, wird dann keiner mehr einen eindeutigen Zusammenhang finden können – wie im beschriebenen Fallbeispiel.

Wenn Aggressionen an der Haut ausgelebt werden – Autoaggression

Aber es kann noch schlimmer kommen. Die beschriebene Geschichte könnte jedem Menschen passieren und die Urticaria scheint geradezu typisch zu sein für eine solche Situation. Manche Menschen tragen aber auch ihren Ärger und ihre Wut direkt an der eigenen Haut aus und verletzen diese. Diese Selbstverletzung der Haut, eine Autoaggression, hat meist schwerwiegendere Hintergründe. Die Haut kann durch Kratzen, Schneiden, Verbrennen und chemische Verletzungen angegriffen werden. Dies machen manchmal – nicht immer und unbedingt bewusst – Menschen, die ihre Haut als letzte Bastion sehen, die ihnen noch ein wenig Halt und Orientierung bietet. Dabei gebraucht die Sprache der Haut auch hier wieder verschiedene, sehr unterschiedliche Metaphern. Die kleine Form der Autoaggression wird als Paraartefakt bezeichnet; es gibt viele Formen dieser Art der Autoaggression: So kommt es zum allgemein bekannten Fingernägelkauen (Onychotillomanie), dem Kauen an der Wangenschleimhaut (Morsicatio buccarum), dem Ausreißen von Haaren (Trichotillomanie) und auch dem Aufkratzen der Haut (neurotische Excoriation). Solche Reaktionen sind mehr oder weniger schwerwiegend und jeder hat sich selbst sicher schon einmal in einer vielleicht angespannten Situation bei einer solchen Handlung ertappt. Wenn sie aber zur Gewohnheit wird, die nicht mehr zu beherrschen ist, reagiert vielleicht die Umgebung darauf und weist einen auf diese Angewohnheit hin. Dies löst nicht selten Schamgefühle aus, weil der Betreffende sich natürlich in gewisser Weise bloßgestellt fühlt und damit rechnen muss, dass seine oft von ihm selbst als störend empfundene Angewohnheit als psychische Störung angesehen wird. Ein Fallbeispiel:

Eine Journalistin stellt sich in der Psychodermatologie vor, da sie im Internet gelesen hat, dass es Menschen gibt, die die eigene Haut verletzen. Sie hat sich in den Beschreibungen wiedererkannt; das Syndrom, das dort im Internet als »Skin picking-Syndrom« bezeichnet wurde, kannte sie nur allzu gut aus eigener Erfahrung. Sie stand immer wieder morgens und abends vor dem Spiegel, konnte sich selbst nicht leiden und bekam manchmal sogar Ekelgefühle beim Betrachten ihres Gesichts. Alles hatte so harmlos angefangen: In der Schulzeit hatte ihr Freund, in den sie sehr verliebt war, sie verlassen und »Pickelgesicht« genannt. Ihre bis dahin von ihr selbst nicht so ernst genommene Akne hatte ihn offenbar doch gestört. Der eigentliche Grund für die Trennung, so stellte sich später heraus, war jedoch ein anderes Mädchen, das ein schönes Gesicht mit reiner, makelloser Haut hatte. Die neue Freundin hatte aber eine Allergie und infolgedessen eine glatte, aber sehr trockene Haut, worüber sie sich damals aus purer Rache und Eifersucht gefreut hatte. Es entwickelte sich nun langsam und schleichend eine Gewohnheit, die sie später in die Psychotherapie führen sollte. Sie stand jedes Mal vor dem Spiegel, suchte das Gesicht konsequent nach neuen Akne-Pickeln ab, und wenn sie einen entdeckte, ging sie daran, ihn auszuquetschen. Dabei spürte sie sogar ein gewisses Lustgefühl, aber dies konnte sie erst viel später zugeben. Was sie wohl bemerkte, war die Tatsache, dass die Zeiten, die sie vor dem Spiegel verbrachte, immer länger wurden: Am Anfang waren es vielleicht nur 10 bis 15 Minuten, später, während des Studiums, musste sie sich schon den Wecker eine Stunde eher stellen, um noch rechtzeitig ins Seminar zu kommen; auch abends passierte es nicht selten, dass sie ein bis drei Stunden vor dem Spiegel verbrachte, um dann festzustellen, dass sie nun wirklich nicht mehr gut genug aussah, um sich noch auf ein Bier mit ihren Freundinnen und Freunden zu treffen. Die Folgen waren entsprechend: Ihr Selbstwertgefühl verschlechterte sich, sie konnte sich kaum vorstellen, dass jemand sie so mögen würde. War dies alles nur die Schuld des Freundes, der sie wegen einer anderen verlassen hatte?

Sie erinnerte sich später in der Psychotherapie daran, dass sie schon als Kind schlimme Situationen erlebt hatte, die sie lange nicht vergessen konnte. Der Vater war Alkoholiker, mehrmals in der Woche betrank er sich abends und kam wankend und nahezu unzurechnungsfähig nach Hause. Nicht selten wurde die Mutter verprügelt und als miese Hure beschimpft. Die Forderungen der kleinen Kinder – die Patientin hat einen zwei Jahre älteren Bruder –, sie solle sich doch endlich von diesem Monster befreien und mit ihnen wegziehen, konnte die Mutter nicht umsetzen. Sie blieb bei diesem Mann, konnte sich ein Leben als allein Erziehende auch nicht vorstellen und fürchtete sich vor der damit verbundenen Unsicherheit. Der Vater hatte auch oft damit gedroht, sie alle umzubringen, wenn sie ihn verlassen würden. Es klang so, als wenn er es auch tun würde!

Schon damals wünschte sie sich, bald dort weggehen zu können, und war sehr skeptisch, ob sie je Männern würde trauen können. Schon wenn sie die Schritte des Vaters auf der Treppe hörte, konnte sie vorhersagen, ob er die Mutter wieder schlagen oder sich betrunken ins Bett fallen lassen würde. All diese Erfahrungen hatten ihr Selbstbewusstsein sehr geschwächt, nur einmal hatte sie sehr viel Mut aufgebracht, als sie sich dem Vater entgegenstellte, der gerade wieder auf die Mutter losgehen wollte – mit dem Messer in der Hand. Sie war 16, und ihr Bruder war bereits ausgezogen. Sie drohte dem Vater, sie würde ihn angreifen, wenn er die Hand heben würde. Dies war ein traumatischer Moment und sie hätte sich dies gar nicht zugetraut, aber der Mut der Verzweiflung brachte sie soweit. Kurze Zeit später zog sie zu ihrem Bruder, nachdem die Mutter sich immer noch nicht entscheiden konnte, in ein Frauenhaus zu gehen. Ihr Selbstbewusstsein war aufgrund ihrer traumatischen Kindheit und Jugend beeinträchtigt, das wusste sie. Auch die Erfolge in der Schule, das Bestehen des Abiturs und das Studium konnten dies nicht wirklich korrigieren. So kam es wohl zu der Symptomatik, die sich gewissermaßen »einschlich« und die sie dann nicht mehr steuern konnte. Schließlich fand sie mit Hilfe des Internets heraus, dass es sich um eine typische »Akne excoriée« handelte, einen Paraartefakt, der intensiver psychotherapeutischer Behandlung bedarf.

Wenn die Haut unerträglich wird

Manchmal gibt es auch Abwehrreaktionen der Haut gegen sich selbst. Dies erscheint zunächst unverständlich – die eigenen Immunzellen sind dann nicht mehr in der Lage, die Haut als zum eigenen Körper zugehörig zu erkennen. Schon Anzieu (1991) sprach in seiner Theorie vom Haut-Ich von einer psychischen Autoimmunreaktion. Dies kann auch psychosomatisch verstanden werden. Immunologisch besteht zunächst kein Zweifel, dass die immunkompetenten Zellen der Haut ohne einen nachweisbaren Auslöser die Haftorgane, die die Hautzellen der Oberhaut zusammenhalten, oder auch das Haut-Bindegewebe plötzlich attackieren. Solche gegen die eigenen Zellen gerichteten Reaktionen sind nicht nur psychisch bedingt, sondern können auch durch Medikamente oder z.B. Bluttransfusionen ausgelöst werden. Vielleicht erinnern sich einige Leser auch an den großen Speiseölskandal in Spanien, als Menschen, die ein bestimmtes, mit giftigen Chemikalien versetztes Speiseöl verwendet hatten, mit eben solchen Hautreaktionen reagierten. Es ist auch immer wieder erstaunlich, wie oft sich Menschen mit solchen zunächst völlig unverständlichen Hautreaktionen, die zum Teil durchaus lebensbedrohliche Veränderungen nach sich ziehen, an sehr belastende Lebenssituationen erinnern, auf die kurze Zeit später diese Hautreaktionen folgten.

Die Haut hebt ab – Epidermolysis

Die Epidermolysis ist eine Hauterkrankung, bei der sich bereits bei leichter mechanischer Belastung der Haut – manchmal nur ein kleiner Stoß – die Oberhaut von der haftenden Basalmembran abhebt, was zu Blasen führt, die dann je nach Tiefe der

Wunde narbig oder auch nicht-narbig abheilen. Diese Reaktion ist fast immer genetisch bedingt und die Krankheit ist häufig schon angeboren, d. h. die Kinder kommen bereits mit dieser als Gendefekt identifizierten Hautreaktion auf die Welt. Dies schließt allerdings psychosomatische Zusammenhänge nicht vollständig aus, auch wenn hier der Einfluss der Psyche nicht allzu hoch eingeschätzt werden darf. Ein Fallbeispiel:

In meiner Zeit als Oberarzt der Haut-Ambulanz einer Universitätsklinik erschien immer wieder ein Patient, der seit seiner Geburt an einer angeborenen Epidermolysis litt. Er hatte bereits zahlreiche Verletzungen erlebt, seine Haut heilte jedes Mal narbig ab, und dies hatte dazu geführt, dass die zahlreichen Narben seine Haut mehr und mehr zusammenzogen. Als ich ihn kennen lernte, war seine linke Hand bereits ein einziger Klumpen Fleisch und auch an den Armen und Beinen waren viele einschränkende Vernarbungen entstanden. Wir behandelten ihn mit immunsuppressiven, d. h. die Immunreaktionen hemmenden Medikamenten. Dies hatte eine gewisse Wirkung, aber oft konnten wir auch nichts anderes tun, als die Folgen seiner angeborenen Autoimmunreaktion – tiefe Hautwunden – ärztlich zu versorgen. Der Patient lebte in einer betreuten Wohngemeinschaft und hatte Kontakte zu einigen Gleichaltrigen. Sein Vater, der ebenfalls an dieser Erkrankung gelitten hatte, war im selben Lebensalter erkrankt und war, weil die Behandlung damals noch nicht so ausgereift war, schon gestorben. Der Patient studierte, musste jedoch immer wieder Krankheitssemester einlegen, da er sich immer wieder Hautoperationen zu unterziehen hatte, denn diese Hautreaktionen neigen leider auch zu bösartigen Hautgeschwülsten, die entfernt werden müssen.
Mir fiel auf, dass der Patient manchmal einige Wochen kaum

Blasen bildende Veränderungen hatte und dann wieder fast täglich erscheinen musste. So kamen wir auf die Idee, mit Hilfe eines Tagebuchs zu versuchen herauszufinden, womit diese besseren und schlechteren Zeiten eigentlich zusammenhingen. Er erklärte sich bereit aufzuschreiben, wann er Blasen entwickelte, und auch festzuhalten, wie er sich fühlte und ob er bestimmte Konflikte erlebte. Die Auswertung dieses Tagebuchs zeigte sehr klar, was wir bereits erwartet hatten: In den Zeiten, wenn er wenig Blasen hatte, fühlte er sich psychisch wohl, kam auch mit seinen Freunden und Bekannten einigermaßen gut zurecht und war ausgeglichen, manchmal sogar fröhlich. In Zeiten vermehrter Blasenbildung gab es dagegen einige Konflikte, die meist mit seinem näheren Umfeld zu tun hatten. So konnte man feststellen, wie auch diese so klar genetisch determinierte Hautreaktion durch emotionale Schwankungen beeinflusst wurde. Psychische Belastungen schienen die Autoimmunreaktion zu verstärken, während stabilere psychische Phasen die Symptomatik besserten. Insofern sind auch bei solchen Hautproblemen psychische Aspekte zu beachten.

Sklerodermie – in der eigenen Haut eingemauert

Eine besondere Hautkrankheit ist die Sklerodermie. Sie wird zu den Kollagenosen gezählt, ist also eine Bindegewebserkrankung, bei der die Haut ihr eigenes Bindegewebe umbaut und verhärtet. Die Betroffenen haben dabei fast immer das Problem, dass sie durch die Straffung der Haut eigentlich besonders vital und gesund aussehen, dabei aber viele Schmerzen und Einschränkungen erleben.

Neben den primären krankheitsbedingten Veränderungen wie Schmerzen, Entstellungen, Einschränkung der körperlichen

Leistungsfähigkeit und dem Verlust gewohnter Rollen in Beruf und Familie stellen sich als psychische Begleitfaktoren der Erkrankung nicht selten Ängste, sozialer Rückzug, Depression und eine große Hilflosigkeit im Umgang mit der Erkrankung ein. Dies führt oft zu einer starken Einschränkung der Lebensqualität. Für die Betroffenen besonders belastend sind der chronisch fortschreitende Verlauf – wobei der endgültige Grad der Beeinträchtigung nicht vorhersehbar ist –, mangelnde Kontrolle der Schmerzen, eine Einschränkung der Mobilität und Aktivität sowie negative soziale Reaktionen.

Es gibt bisher nur wenige Studien, die sich mit der Bedeutung psychosozialer Faktoren bei der Verarbeitung der Krankheit Sklerodermie befassen. So konnte bei 35 Sklerodermiepatienten gezeigt werden, dass das Persönlichkeitsmerkmal Emotionalität bei der Schmerzempfindung eine bedeutsame Rolle spielt. Außerdem besteht ein Zusammenhang zwischen Anzahl und Intensität täglicher Stressfaktoren und dem Ausmaß der körperlichen und sozialen Beeinträchtigung. Mit Zunahme der Stressfaktoren kam es zu einer Funktionseinschränkung der Arme und Beine und einer Abnahme sozialer Aktivitäten sowie einer Steigerung der Ängstlichkeits- und Depressionswerte.

Depressionen werden als häufigste psychische Begleiterscheinung bei allen Bindegewebserkrankungen angegeben. Die Einschränkung körperlicher und sozialer Aktivitäten, der Verlust an Attraktivität, das Verlieren von Aufgaben in Beruf und Familie, die Schwächung des Selbstwertgefühls und eine Ermüdung durch aufwändige Behandlungsmethoden – all dies führt nicht selten zu einer so genannten Erschöpfungsdepression.

Im Umgang mit Sklerodermie-Patienten ist mir immer wieder aufgefallen, wie freundlich und angepasst diese Menschen trotz oft massiver Einschränkung der täglichen Lebensgewohnheiten sind. Sie wollen häufig niemandem zur Last fallen, klagen kaum und versuchen, ihr Schicksal zu ertragen. In vielen Gesprächen fiel mir immer wieder auf, dass viele von sehr einschneidenden Lebensproblemen kurz vor Ausbruch ihrer Erkrankung berichten, so dass man annehmen kann, dass bestimmte problematische Lebensereignisse Veränderungen im Bereich der Bindegewebsbildung anregen, die schließlich zu dieser Verhärtung führen.

Menschen mit Sklerodermie gehen nach der Erfahrung vieler Psychotherapeuten nur sehr selten in Psychotherapie. Ich selbst habe bisher nur zwei Mal mit Betroffenen eine Psychotherapie durchgeführt. Ein Fallbeispiel:

> Eine an Sklerodermie leidende Frau stellte sich auf Anraten ihres Hautarztes vor; sie selbst hatte bisher gar nicht an psychische Konflikte als Ursache gedacht. Sie ertrug die Sklerodermie wie die meisten mit dieser schweren Hautkrankheit belasteten Menschen mit großer Fassung, versuchte, ein geregeltes Leben zu leben und möglichst nicht als krank zu erscheinen. Dies war auch nicht schwierig, denn Menschen mit Sklerodermie sehen eher gesund aus, sie haben durch die Bindegewebsverhärtung eine glatte und straffe Haut, und niemand würde dahinter Schmerzen, Einschränkung der Mimik und der Beweglichkeit der Gelenke vermuten. Die Patientin, die 45 Jahre alt war, als die Krankheit diagnostiziert wurde, hatte eine hohe Arbeitsbelastung auf sich genommen, über die sie sich nur ganz selten beklagte; sie übernahm sogar noch die Arbeiten von anderen, wenn diese nicht konnten. Ihr Ehemann, mit dem sie schon seit ihrer Studienzeit zusammen war, machte gerade eine Fortbildung und konnte ihr dadurch nur wenig zur Seite stehen. Ihr gemeinsames Hobby – Golf spielen – konnten sie von Zeit zu Zeit ausüben.
> In der Biografie fiel auf, dass auch ihre Mutter bereits an Sklerodermie litt – was eher außergewöhnlich ist – und auf-

grund der Lungenproblematik, die mit dieser Erkrankung häufig verbunden ist, gestorben war. Die Mutter hatte immer ein gutes Verhältnis zur einzigen Tochter gehabt und gab ihr auf dem Sterbebett den Auftrag, für den Vater – ihren Ehemann – zu sorgen, da dieser ohne Frau nicht allein zurechtkommen würde. Dies nahm die Patientin – damals erst 20 Jahre alt – auch ernst: Sie half dem Vater, die erste Zeit der Trauer zu überstehen, und versorgte seinen Haushalt, während sie mit großer Anstrengung nebenbei ihr Studium absolvierte. Jegliche Gefühle erstickte sie meist im Keim, da sie nur so mit der Situation fertig werden konnte. Sowohl Trauer- als auch Glücksgefühle waren ihr fremd.

Schon die Mutter hatte sich für den Ehemann, den Vater der Patientin, aufgeopfert. Dieser verhielt sich sehr patriarchal und erwartete, von seiner Ehefrau versorgt und bedient zu werden. Er kannte dabei kaum Worte des Dankes oder der Anerkennung. Dies änderte sich erst, als er ungefähr ein Jahr nach dem Tod der Mutter eine neue Frau kennen lernte, von der meine Patientin sehr bald annahm, sie sei nur hinter dem Geld ihres Vaters her, anstatt ihn wirklich zu lieben. So kam es rasch zum Zerwürfnis und die Tochter ließ den Vater mit der neuen Partnerin allein. Der Vater reagierte enttäuscht und vorwurfsvoll, obwohl die Tochter ihn mehr als ein Jahr unter großen Opfern versorgt hatte, um der Bitte der Mutter auf dem Sterbebett nachzukommen. Es dauerte nicht lange, da enterbte der Vater die Tochter zu Gunsten seiner neuen Partnerin, die er heiratete.

Selbst dies führte zu keiner deutlichen emotionalen Reaktion der Patientin, sie konnte lediglich vorsichtig eine gewisse Betroffenheit zugeben. Typisch für die therapeutische Gesprächssituation war, dass ich als Behandler in meiner emotionalen Reaktion eine unbändige Wut auf den Vater entwickelte und sein Verhalten als Unverschämtheit empfand, während die Patientin selbst genügend Gründe fand, die den Vater und seine Entscheidung rechtfertigten. Schon nach kurzer Zeit stand der Vater unter ständiger Aufsicht durch die neue Partnerin und erlitt bald danach einen Schlaganfall, der es ihm unmöglich machte, noch selbstständige Entscheidungen zu treffen.

Der erste Schub der Sklerodermie hatte sich kurz nach der Enterbung und der nicht wahrgenommenen Wut und Enttäuschung eingestellt. Die Gefühle konnten in der ersten Phase der Psychotherapie fast nur durch mich als Behandler wahrgenommen werden, während sich die Patientin über die von mir vorgeschlagenen Gefühlsreaktionen fast erstaunt zeigte. Sie hätte eher selbst Schuldgefühle entwickelt, als einmal über die offensichtliche Ausnutzung Wut oder Enttäuschung zu empfinden. Ein solches Nicht-Wahrnehmen von Emotionen wird auch als Alexithymie bezeichnet (abgeleitet von griechisch »*a*« – Präfix für Verneinung, »*legein* – lesen« und »*thymos* – Gefühl«, also wörtlich: »emotionales Analphabetentum«).

In der Behandlung lernte die Patientin langsam, sich eigene emotionale Empfindungen zuzugestehen und sich in Situationen, in denen sie vorher nicht gewagt hätte, ihre eigenen Wünsche einzubringen, stärker durchzusetzen. Die Sklerodermie bestand weiter, aber neue Schübe blieben zunächst aus und traten dann wesentlich seltener auf als vorher.

Wie bereits im Abschnitt »Haut und Immunsystem« (S. 54ff.) zeigt auch dieses Beispiel, wie massiv verdrängte Emotionen eine entsprechende negative Reaktion im Immunsystem auslösen; eine solche Reaktion bewirkt wiederum eine Umwandlung der Bindegewebsfasern, die schließlich zu der Verhärtung, der Sklerodermie, führt. Sicher muss man zusätzlich berücksichtigen, dass auch die Mutter der Patientin kaum Gefühle zeigen konnte, so dass diese bereits als kleines Kind den adäquaten Umgang mit Gefühlen nicht lernen konnte. Da jedes Kind durch Imitation und Ausprobieren lernt, wird es sehr schnell die von den Eltern vorgegebenen Verhaltensmuster annehmen, und sie höchstens in der Pubertät noch einmal ändern. Ansonsten bleiben die Gefühlsreaktionen über das ganze Leben relativ konstant. Dies hat auch die Patientin durchaus rational erkannt, es fiel ihr aber sehr schwer, die Erkenntnisse entsprechend umzusetzen, da die erlernten Vorgaben, möglichst keine Gefühlsäußerungen zuzulassen, doch sehr stark etabliert waren.

Lichtallergie

Eines der berühmtesten Beispiele aus der jüngsten Vergangenheit für die dramatischen Folgen einer unerträglichen Haut ist der Selbstmord von Dr. med. h. c. Hannelore Kohl, Ehefrau des Alt-Bundeskanzlers Dr. Helmut Kohl, die an einer ungeklärten Lichtallergie litt und sich 2001 das Leben nahm – eine zwangsläufige Entwicklung, wie es schien. Nach der Titelgeschichte des SPIEGEL vom 9. 7. 2001 war die Depression Folge der Lichtallergie, nicht umgekehrt, so der Redakteur, der leugnete, dass psychische Faktoren auf die Entstehung von Krankheiten Einfluss haben können. Scheinbar konnte niemand diesen Selbstmord verhindern, obwohl die familiären Beziehungen gut waren und die Familie Kohl von Sicherheitskräften und Parteifreunden umsorgt wurde. Eine zwangsläufige Entwicklung aufgrund einer seltenen Lichtallergie der Haut, deren Name von der Presse nicht genannt wurde. Doch sollte nicht gerade in einem solchen Fall, bei dem sich eine öffentliche Person das Leben nimmt, einmal über die Hintergründe einer solchen Verzweiflungstat und Möglichkeiten der Hilfe nachgedacht werden? Laut SPIEGEL ist es müßig, sich im Nachhinein Gedanken über Ursache und Wirkung zu machen. Aber könnte der Selbstmord von Hannelore Kohl nicht gerade durch seine Tragik darauf aufmerksam machen, dass wir alle in den westlichen Ländern der Erde es mit neuen Krankheiten zu tun haben, die viele Ärzte nicht verstehen, weil die Hintergründe unbewusst bleiben sollen und müssen?

Es gibt natürlich seltene Lichtallergien der Haut, die Patienten das Leben zur Qual machen und sie am Leben verzweifeln lassen können. Eine solche Erkrankung ist z. B. die so genannte persistierende Lichtreaktion, die nicht selten in ein aktinisches Retikuloid übergeht, eine leukämieartige Hautreaktion, bei der die Haut empfindlich auf Sonnenlicht und auch künstliches Licht reagiert. Dabei reagieren epidermale Zellen der Oberhaut mit einem Schmerzreiz auf Lichteinfluss und lösen eine massive Beeinträchtigung der Betroffenen aus. Aber wie kommt es zu einer solchen Umwandlung der Zellreaktionen und solchen Zellempfindlichkeiten? Histologisch, also feingeweblich, ist diese Erkrankung gut erforscht, und in der psychosomatischen Dermatologie ist hinreichend bekannt, dass in Spannungs- und Konfliktsituationen immunologische Veränderungen entstehen, die durch eine anlagebedingte Bereitschaft des Körpers schließlich zu Krankheiten führen. Wie schon weiter vorn dargestellt (vgl. S. 56), konnte im Jahr 1999 eine japanische Arbeitsgruppe zeigen (Kodama et al. 1999), dass Menschen, die das dramatische Erdbeben von Kobe überlebt haben und schon vorher an einer Neurodermitis litten, wesentlich häufiger einen Krankheitsschub entwickelten als eine Kontrollgruppe, die nicht vom Erdbeben betroffen war. Nach einer anderen Studie einer britisch-skandinavischen Forschergruppe aus dem Jahr 2000 entwickeln Kinder mit Asthma wesentlich häufiger einen Asthmaanfall, wenn sie besonderen Alltagsbelastungen ausgesetzt sind, als Kinder, die nicht so belastet sind (Sandberg et al. 2000).

Und solche Einflüsse sollen bei Hannelore Kohl keine Rolle gespielt haben? Ist es nicht nahe liegend, dass gerade eine solche sozial engagierte und sensible wie auch differenzierte Frau psychisch unter der Medienschelte ihrer eigenen Person gegenüber litt und dass sie durch das Verhalten ihres Ehemannes und entsprechende Reaktionen der Öffentlichkeit besonders belastet war? Ihr Körper scheint insofern »psycho-logisch« folgerichtig gehandelt zu haben, indem er das Signal setzte: »Keine Lichtexposition = keine Öffentlichkeit mehr!«

Zugegeben, im Detail und auf molekularbiologischer Ebene lässt sich diese These nicht genau belegen, und so bleibt diese Hypothese im Bereich der Spekulation. Die Erfahrung, dass es viele ähnliche Reaktionen von Patienten in der Psychotherapie gibt, lässt einen solchen Schluss jedoch durchaus zu. Auch neuere Studien mit experimentellen Stressuntersuchungen scheinen die These zu untermauern, dass Nervenbotenstoffe, so genannte Neuropeptide, die Entzündungsreaktionen in der Haut auslösen oder zumindest beeinflussen.

Nun ist bisher aus der Fachliteratur nicht bekannt, dass solche seltenen Lichtreaktionen – wie wir sie bei Kindern kennen, die angeborenerweise ein so genanntes Xeroderma pigmentosum oder ein Hidroa vacciniforme entwickeln – häufig mit Suizidalität verbunden sind. Bei diesen ebenfalls seltenen Erkrankungen der Haut werden durch einen Gen-Defekt die durch Licht induzierten Schäden der Hautzellen nicht mehr repariert und es kommt zu einer großen Gefahr der Entstehung von Hautkrebs. Diese Kinder – deren Krankheit auch Mondscheinkrankheit genannt wird, weil sie die Sonne meiden müssen – können kein normales Leben führen. Aber Hannelore Kohl hatte keine solche angeborene Erkrankung, es muss also eine andere Erkrankung angenommen werden, die zu der tödlichen Verzweiflung geführt hat. Sie litt vermutlich an einer Depression oder Sozialphobie, die nicht selten bei einer schlechten Krankheitsverarbeitung entsteht. Gerade dies hätte aber auch verhindert werden können, denn Psychosomatiker haben eine konkrete

Psychotherapie und spezielle Programme zur Verbesserung der Krankheitsverarbeitung entwickelt. Dabei werden die meist unbewussten Hintergründe der Erkrankung analysiert und den Betroffenen zugänglich gemacht, um damit neue Verhaltensweisen zu ermöglichen. Im Fall von Hannelore Kohl hätte dies vermutlich bedeutet, die gesamten Familienprobleme aufzurollen und einen anderen Weg zu finden, sich von der Öffentlichkeit zurückzuziehen und der mediengesteuerten Demütigung auszuweichen, so dass nicht die Krankheit diese Aufgabe übernehmen musste.

In unserer Zeit, in der die Gentechnik scheinbar jede Krankheit zu heilen verspricht, wird immer wieder übersehen, dass wir nicht selten Erkrankungen haben, die nicht oder nur sehr mäßig durch medizinische Maßnahmen zu heilen sind. Der Suizid von Hannelore Kohl sollte uns mahnen, dass es notwendig ist, gerade Patienten mit schmerzhaften Krankheiten und mit solchen, die leicht zur Verzweiflung führen, durch psychotherapeutische Maßnahmen zu stützen und zu stabilisieren. Es ist für den psychosomatisch denkenden Hautarzt völlig unverständlich, dass es trotz bekannter Therapiemaßnahmen keine Möglichkeiten gegeben haben soll, Hannelore Kohl zu retten. Wenn wir vor diesem Tod die Augen verschließen und so tun, als wenn er die zwangsläufige Folge einer nicht erklärbaren Reaktion des Körpers gewesen wäre, so denken wir hier zu kurz.

Nun wurde bekannt, dass Hannelore Kohl zunächst Penicillin einnahm und dann eine lichtallergische Reaktion entwickelte. Diese Lichtallergie reagiert jedoch nicht auf künstliches Licht. Die Tatsache, dass sie jegliche Lichtquelle meiden musste, weist deshalb darauf hin, dass sich eine bestehende, aber beherrschbare Krankheit erweitern und verselbstständigen kann, wenn zusätzliche persönliche Konflikte zu einer Reaktion führen, die zunächst unverständlich ist, aber bei näherem Hinsehen doch einen gewissen Sinn ergibt. Die Vermeidung jeglichen Lichts ermöglichte es Hannelore Kohl, der Öffentlichkeit und damit auch der Hetzkampagne gegen ihre Familie zu entgehen.

In der Medizin begegnet man in letzter Zeit immer mehr Patienten, die durch körperliche Reaktionen auf die »feindliche« Umwelt – hier das Licht und die Öffentlichkeit – reagieren. Dieses Phänomen kommt in der psychosomatischen Medizin immer dann vor, wenn die bewusste Einstellung – im Fall Hannelore Kohls: sich unterzuordnen, nicht aufzubegehren und alle Angriffe abfangen zu wollen, um dem Ehemann nicht zu schaden – dazu führt, dass der Ärger, die Aggression oder die persönliche Verletzung psychisch nicht mehr zu kompensieren ist. In dieser Situation »somatisiert« der Patient und bekommt eine medizinisch nicht zu erklärende und scheinbar auch nicht behandelbare Krankheit. Häufig verdrängt der Patient die zugrunde liegenden psychischen Konflikte und bekämpft sie als etwas Unmögliches, das keinen Einfluss haben darf. Dies betrifft oft gerade psychosoziale Prozesse, die zur Erkrankung geführt haben und die nun weder aufgedeckt noch für den Betroffenen verständlich und damit veränderbar gemacht werden. Hannelore Kohl hatte vermutlich eine somatoforme (also eine von der Psyche in den Körper = das Soma überspringende) Umwelterkrankung und versteckte hinter einer Lichtallergie ihre schwere Depression und ihre Phobie vor der Öffentlichkeit und den Medien. Solche somatoformen Störungen haben ca. 20–25 Prozent aller Patienten in Allgemeinarztpraxen; bei Fachärzten ist von einer noch höheren Zahl auszugehen.

Die psychosomatische Medizin bietet oft dort Erklärungsansätze, wo scheinbar keine Erklärungen greifen. Es lohnt sich vor allem, an einem solchen Fall auf die therapeutischen Möglichkeiten und neueren Entwicklungen der modernen Psychosomatik hinzuweisen. Sie kann Suizide verhindern, Arbeitsunfähigkeit nimmt hochsignifikant ab und die Lebensqualität bessert sich, wie in allen Studien festgestellt wurde. Hätte es sich nicht

gelohnt, auch einen solchen Weg bei Hannelore Kohl einzu-
schlagen? Der SPIEGEL erweist der Medizin einen Bärendienst,
wenn er Überlegungen in diese Richtung als »müßig« bezeichnet. Solche Entwicklungen können der entscheidende Ansatz
zu einem Fortschritt in der Medizin sein, und die Gesundheits-
politik wäre gut beraten, diesen Erkrankungen – die auch hohe
Kosten verursachen – mehr Beachtung zu schenken!

Die Haut selbst verletzen – Artefakte

Die gravierendste Selbstverletzung der Haut stellen die Arte-
fakte dar, denen in aller Regel tiefgreifende psychische Probleme zugrunde liegen. Man kann hier gut erkennen, dass schwere emotionale Störungen auch zu schweren Hautreaktionen
führen. Menschen, die die eigene Haut verletzen und zerstören,
tun dies oft nicht absichtlich. Nur echte Simulanten tun dies vor-
sätzlich, um eine Hautkrankheit vorzutäuschen und so finanziel-
le oder soziale Vorteile zu erreichen. Die meisten Menschen, die
ihre Haut selbst verletzen, reagieren ihre inneren unerträglichen
Spannungen an der Haut ab und verursachen so mehr oder
weniger schwere Verletzungen, die manchmal in der Folge durch
Infektionen oder Blutungen sogar zum Tod führen können. Man
kann eine solche Situation nur dann verstehen, wenn man sich
einen Menschen vorstellt, der vor der Entscheidung steht, sich
entweder umzubringen oder psychotisch zu werden und dann
schließlich »nur« seine Haut verletzt, weil die innere Verzweiflung – oft verbunden mit Selbsthass – so grenzenlos scheint. Die
psychische Spannung ist in Situationen der Selbstverletzung so
stark, dass die Verletzung der Haut noch der geringste Schaden
ist, der – bezogen auf die Integrität der Psyche und der Persönlichkeit – entstehen kann.
Man weiß, dass die Haut in diesen Extremsituationen mit einer

150

verminderten Schmerzempfindlichkeit sowie der Ausschüttung von Glückshormonen – Endorphinen – reagiert. Nicht selten werden die selbst herbeigeführten Verletzungen zunächst verdrängt, um dann später über die Verletzung überrascht zu sein; die verletzte Stelle schmerzt inzwischen und veranlasst die Menschen, sich behandeln zu lassen. Die Ärzte reagieren leicht mit Vorwürfen und Unverständnis, wenn sie die psychischen Mechanismen nicht kennen und nur die Symptome sehen, was wiederum leicht zum Abbruch einer Behandlung führt. Es wird nicht verstanden, dass die Selbstverletzung eigentlich ein Hilfeschrei ist, um auf die eigene Verzweiflung und Hilflosigkeit und die schwierige psychische Situation hinzuweisen. Ein Fallbeispiel:

Als ich die Patientin mit ihren aufgescheuerten Unterarmen zum ersten Mal zusammen mit ihrer Mutter in der Sprechstunde sah, war sie gerade 18 Jahre alt. Sie sagte damals, sie absolviere gerade ein Praktikum in einem Grafikbüro und habe sich versehentlich eine ihr nicht bekannte Lösung über die Arme geschüttet, die wohl die Reaktion ausgelöst hätte. Dies war natürlich möglich, und so wurde eine entsprechende Wundbehandlung durchgeführt. Es stellte sich jedoch sehr schnell heraus, dass die Hauterscheinungen immer wieder auftraten, ohne dass die Patientin weiter im Praktikum tätig war. Am Anfang erzählte sie lediglich, ihr Vater sei vor kurzem aus dem Haus ausgezogen, da die Mutter nicht mehr mit ihm zusammenleben wollte; ein älterer Bruder wohne ebenfalls nicht mehr im Haus und ginge einer geregelten Arbeit nach.
Auffällig war die große Zurückhaltung der Patientin, die sehr ängstlich und misstrauisch wirkte und jedes Mal massiv zurückschreckte, wenn ich versuchte, ihre Haut zu verbinden. Dies machte mich stutzig. In Anwesenheit der Ambulanz-

schwester war sie ruhiger und etwas zugänglicher. Nach längerer Zeit und nachdem sie langsam zu mir und den anderen Behandelnden Vertrauen gefasst hatte, bekamen wir die wirkliche Geschichte zu hören, die selbst einem erfahrenen Therapeuten den Atem stocken ließ. Sie war zusammen mit ihrer Mutter, deren unehelichem Sohn und ihrem Vater in einer Wohnung aufgewachsen. Der Vater war Alkoholiker und starb an den Folgen des Alkohols durch Blutungen in der Speiseröhre, kurz nachdem die Patientin uns aufgesucht hatte. Der Vater hatte die Patientin von ihrem achten Lebensjahr an bis zu seinem Auszug regelmäßig sexuell missbraucht. Die Mutter, der sich die Patientin anvertraut hatte, reagierte nicht auf die Aussagen der Tochter, hörte weg und beurteilte die Geschichten ihrer Tochter als frei erfunden. Die Tochter wusste sich nicht zu helfen und fühlte sich der Situation hilflos ausgeliefert. Eine weitere schreckliche Entwicklung folgte: Ihr Stiefbruder ging keiner regelmäßigen Arbeit nach und verdiente sein Geld schließlich als Zuhälter. Als die Patientin die Pubertät erreicht hatte, kam er auf die Idee, seine Schwester als Prostituierte auszubeuten, und verabreichte ihr Drogen, um sie dann an Männer zu verkaufen. Dies gelang allerdings nicht durchgängig, da die Patientin sich trotz regelmäßiger Schläge immer wieder wehrte und schließlich von ihr abgelassen wurde. Als der Bruder in ihrem 18. Lebensjahr wieder einen neuen Versuch machte, sie zur Prostitution zu zwingen, scheuerte sie sich mit einem Kamm beide Arme auf, um sich für Männer unattraktiv zu machen. Ihre verwundeten Arme bekamen eine Symbolfunktion, da sie mit ihnen auch versucht hatte, den Vater abzuwehren. Die Arme wurden als nicht zum eigenen Körper gehörend erlebt und abgespalten, und sie wurden zum Ziel der Autoaggression, die Ausdruck tiefster Verzweiflung war.

In einer langjährigen Psychotherapie wurde schließlich erreicht, dass die psychischen Beschädigungen und schweren Traumatisierungen schrittweise bearbeitet werden konnten. Die Selbstverletzungen hörten erst auf, als die Patientin sicher sein konnte, keine Gewalt mehr erleben zu müssen. Dies war erst dann der Fall, als der Stiefbruder wegen anderer krimineller Handlungen einige Jahre ins Gefängnis musste. Die Selbstverletzungen waren ihr Hilfeschrei und ihre Chance, durch medizinisches Personal Hilfe und Entlastung zu finden. Im psychischen Sinne waren die Selbstverletzungen ein sinnvoller Ausweg aus einer unausweichlichen, unerträglichen Situation. Als ich zwischenzeitlich auch die Mutter kennen lernen konnte, wurde deutlich, warum die Tochter keinen anderen Ausweg wusste. Obwohl die Tochter ihr in meiner Anwesenheit mehrfach zu erzählen versuchte, dass sie missbraucht und drogenabhängig gemacht worden war, war der Mutter das gestörte Fressverhalten ihres Dackels wichtiger; sie hörte sowohl der Tochter als auch mir kaum zu. Dadurch konnte man sich gut vorstellen, dass die Tochter als 8-Jährige kaum eine Chance hatte, bei ihrer Mutter Hilfe und Unterstützung zu finden; sie lernte, dass sie mit ihren Gefühlen der Scham und des Ekels selbst fertig werden musste. Dies gelang nicht und der einzige Ausweg bestand darin, die Haut regelmäßig aufzuscheuern, da sie die Erfahrung gemacht hatte, dass sie im Krankenhaus einen geschützten Raum vorfand, wo die Übergriffe des Vaters und später des Stiefbruders nicht stattfanden. Natürlich wurde sie auch massiv bedroht und ihr wurde prophezeit, sie käme ins Gefängnis, wenn sie irgendetwas von dieser Geschichte erzählen würde. So entstand das Misstrauen, dass erst nach Aufbau einer vertrauensvollen Beziehung durchbrochen werden konnte.

Die Patientin machte noch über viele Jahre eine Psychotherapie, ihr Drogenkonsum, den sie aufgrund ihrer Abhängigkeit zunächst fortsetzte, konnte durch ein Methadon-Programm beendet werden und mit den Selbstverletzungen hatte sie aufgehört, nachdem sie wusste, dass ihr nichts passieren würde und sie von dem Geschehenen erzählen konnte. Die Traumatisierungen führten natürlich dazu, dass sie nie Kontakt zu Männern aufnahm und heute relativ zurückgezogen lebt.

Selbstverletzungen sind sehr vielfältig, sie werden unter Nutzung verschiedenster Materialien, Gegenstände und auch Medikamente durchgeführt. Oft werden sie auch den Ärzten gegenüber aus Scham dauerhaft verheimlicht. Fast immer steht aber – wie hier beschrieben – eine schwere oder schwerste psychische Störung im Hintergrund, die das Verhalten erklärt oder zumindest etwas verständlicher werden lässt. Demgegenüber sind die offenen Selbstverletzungen, die den Bekannten oder Ärzten auch berichtet werden, nicht so schwerwiegend. Trotzdem müssen auch sie sehr ernst genommen werden. Gerade Kinder und Jugendliche, die sich hilflos fühlen und keine Kommunikationsmöglichkeit sehen, neigen leicht zu solchen Handlungen. Diese kann man dann an kleinen runden Narben erkennen, wenn Zigaretten auf der Haut ausgedrückt werden oder mit scharfen Gegenständen Ritzungen vorgenommen werden, weshalb wir diese Menschen auch »Cutter« (nach englisch »*cut* – schneiden«) nennen. Bei solchen Selbstverletzungen kann leichter und schneller über die persönlichen Probleme gesprochen werden – sie werden nicht in einem solchen Ausmaß verheimlicht wie die schweren Selbstverletzungen.

Die Auswirkungen sind bei Selbstverletzungen insgesamt sehr gravierend, ohne psychotherapeutische Behandlung begehen solche Menschen zu einem Drittel der Fälle Selbstmord oder sie sterben, weil die Verletzung so schwerwiegend ist und nicht medizinisch geheilt werden kann. Insofern ist diese Art von Erkrankung in der Schwere durchaus mit einer Brustkrebs-Erkrankung vergleichbar, die eine ähnliche Prognose hat. Das folgende Beispiel zeigt jedoch, dass es bei Selbstverletzungen auch manchmal einfache Erklärungen und Behandlungen gibt:

Er habe morgens vor dem Spiegel gestanden und plötzlich Verfärbungen seiner Haare bemerkt, berichtete ein 68-jähriger rüstiger Rentner, der sich zusammen mit seiner Ehefrau zur Behandlung vorstellte. Bei näherem Hinsehen zeigten sich an seinem noch vollen und schwarz-grau melierten Haar tatsächlich an beiden Schläfen grünliche Verfärbungen, die sehr ungewöhnlich aussahen. Die Ehefrau redete sofort auf uns ein, es müsse doch eine Ursache dieser Verfärbungen geben, sie hätte große Angst, ihr Mann könne eine schwere Erkrankung haben. Nun kommen bei solchen Verfärbungen der Haare durchaus verschiedene Stoffwechselerkrankungen als Ursache in Frage, so dass zunächst eine gründliche Untersuchung stattfand – u. a. wurde das Kupfer im Blut bestimmt. Aber es fanden sich keinerlei Hinweise auf eine schwerwiegendere Störung. Also wurden einige Haarproben entnommen und zur Untersuchung an die Rechtsmedizin gegeben, die in solchen Fällen mögliche Einwirkungen von Stoffen chemisch und toxikologisch nachweisen kann. Es dauerte eine ganze Zeit, bis das Ergebnis zurückkam, dies war jedoch eindeutig – es müsse sich um Farben handeln, mit denen die Haare in Berührung gekommen wären. Damit war das Problem noch nicht gelöst, der Rentner bestand nachhaltig darauf, dass er keinerlei Erinnerung habe, was sich da in den Haaren abgelagert haben könnte; schließlich sei er morgens aufgewacht und habe die Verfärbungen schon gehabt. Seine Ehefrau bestätigte dies nachdrücklich. Bei einem der folgenden Termine kam der Rentner einmal ohne seine Ehefrau, und es ergab sich, dass ich etwas mehr Zeit hatte, um mich etwas länger mit ihm zu unterhalten. Nachdem ich ihn noch einmal damit konfrontierte, dass es keine andere Erklärung gäbe als eine Farbeinwirkung von außen und dass ich sicher sei, dass er mehr wisse, als er mir bisher erzählt habe, wurde er sehr nach-

155

denklich. Schließlich erzählte er sehr bedrückt und offenbar peinlich berührt davon, dass er einen 15-jährigen Enkel habe, der mit im Haus wohne und zu dem er ein gutes Verhältnis habe, ja, er sei fast neidisch auf dessen Jugendlichkeit und Energie. Dieser Enkel sei Punker und habe im Badezimmer verschiedene Farbsprays für seine Haare stehen, mit denen er seine Haare regelmäßig färbe. Eines Morgens nun stand der Rentner im Badezimmer und wollte gerne einmal diese Farbsprays ausprobieren, da er die Farben recht schön fand. Er wendete vorsichtig etwas von der grünen Farbe an. Kaum hatte er die Haare eingesprüht, kam seine Ehefrau ins Bad und fragte ihn verwundert, warum seine Haare grün seien. Er traute sich nicht, ihr die Wahrheit zu sagen, weil er Angst hatte, sie könne ihn auslachen oder beschämen. Da er sich von ihr sowieso häufiger bevormundet fühlte, konnte er in dieser Situation nicht angemessen reagieren. So kam es dann dazu, dass sie ihn zum Arzt schleppte, um die merkwürdige »Krankheit« herauszufinden, schließlich wollte sie noch lange mit ihrem Ehemann zusammenleben und ihn nicht wegen einer Krankheit, die man vielleicht frühzeitig behandeln könnte, verlieren. Nachdem er mit gesenktem Kopf die Geschichte erzählt hatte, musste ich natürlich fast lachen, so komisch war dies. Damit war das Problem dann auch schon gelöst, es war nicht sehr schwierig, in einem gemeinsamen Gespräch mit seiner Ehefrau die Tatsachen wiederzugeben, und die beiden konnten das Geschehen humorvoll in ihrer Ehe bearbeiten; es führte sogar dazu, dass sie sich wieder einmal intensiver austauschten und dass sie auch die täglichen Ärgernisse offener miteinander besprachen.

Leider ist die Problematik bei Selbstverletzungen nicht immer so leicht zu lösen – das erste Beispiel sollte aufzeigen, dass solche

Selbstverletzungen wirklich als »Sprache der Haut« verstanden werden müssen, die auf eine größere psychische Verletzung hinweist. Da Missbrauch und Emotionslosigkeit, Gewalt und Verwahrlosung auch im Luxus leider immer noch viel zu häufig unsere Lebenswirklichkeit und die unserer Kinder bestimmen, sind diese Hautveränderungen das Alphabet, mit dem die Sprache der Haut entschlüsselt werden kann. Dem Arzt gelingt es oft relativ leicht, die nicht medizinisch begründete Natur der Veränderung zu erkennen, sehr schwer ist es aber, die Betroffenen dazu zu bewegen, ihre wahre Geschichte über die Ursachen der Erkrankung zu erzählen. Allzu leicht kommt man in die gleiche Situation, sich gegenüber den Betroffenen »übergriffig« zu verhalten und ihnen Vorwürfe zu machen, und wiederholt damit das, was ja gerade die Hautveränderung ausgelöst hat. Es gehört deshalb viel Fingerspitzengefühl dazu, sich Menschen mit einer solchen Störung zu nähern, und nur das Verständnis der psychischen Entstehungsmechanismen wird die Zusammenhänge aufdecken.

Die böse Haut

Die schwarze Gefahr – Melanom

Die Haut kann auch eine tödliche Bedrohung darstellen. Die bekannteste Gefahr ist der schwarze Hautkrebs, das Melanom. Während in Ländern wie Australien, Japan und den USA seit 20 Jahren durch Schutz vor Sonne große Fortschritte in der Prophylaxe gemacht werden, nimmt die Zahl der Melanome in Deutschland immer noch zu. Einer der wichtigsten Auslösefaktoren für das Melanom ist die Sonneneinwirkung; man geht nicht davon aus, dass es psychische Ursachen für eine Melanombildung gibt.

Befragungen von Menschen mit einem Melanom machen deutlich, dass die Betroffenen kaum unter einer Einschränkung ihrer Lebensqualität leiden, anders als Hautkranke mit Neurodermitis, Schuppenflechte oder Akne. Das ist darauf zurückzuführen, dass das Melanom nach einer Operation nicht mehr vorhanden ist und der Eingriff in aller Regel auch nicht allzu groß ist, so dass kaum Einschränkungen erlebt werden. Andererseits ist fast allen Betroffenen die Gefahr eines bösartigen Melanoms bewusst, die natürlich abhängig ist von seiner Dicke und davon, wie tief es in die Haut eingedrungen ist. Dies kann dann zu depressiven Reaktionen und/oder Ängsten führen, wie bei allen Krebsarten zu beobachten ist.

Die psychische Verarbeitung des Melanoms ist umso besser, je geringer die Neigung zu Depressivität und je stärker eine positive Lebenseinstellung vorhanden ist. Man könnte meinen, die Verdrängung der Bedrohung sei eine durchaus geeignete Strategie. Wichtige Hilfen bei der Bewältigung einer solchen Lebensbedrohung sind jedoch vor allem:

- Informationssuche
- Wunschdenken
- Selbstanschuldigung vermindern
- Problemanalyse
- planvolles Handeln
- Optimismusstrategien
- Selbstaufwertung
- Akzeptieren
- Sinngebung
- Religiosität

Aber die Verdrängung der Bedrohung ist nicht unbedingt der beste Weg. Eine Studie mit Melanompatienten konnte zeigen, dass diejenigen, die in einer Gruppentherapie über Probleme und Bewältigungsmechanismen gesprochen hatten, insgesamt eine deutlich längere Lebenszeit hatten als die Kontrollgruppe, die nicht an einem solchen Gruppenprogramm teilgenommen hatte. Den Tod annehmen zu lernen ist eine ungeheure Herausforderung, bei der die Psychotherapie eine Unterstützung sein kann:

Ein 25-jähriger Mann wird von seiner Freundin, die gerade auf unserer Station ein Praktikum gemacht hat, zu uns geschickt, um einen Leberfleck an der Schulter begutachten zu lassen, den ein Hautarzt vor einigen Monaten noch als harmlos eingestuft hat. Nichts ahnend lasse ich den Mann seine Schulter freimachen und sehe auf den ersten Blick, dass es sich um ein bereits fortgeschrittenes Melanom handelt, dass umgehend operiert werden muss. Der schnelle Operationstermin am nächsten Tag und die Kenntnisse seiner Partnerin, mit der er ein kleines Kind hat, lassen ihn ahnen, dass es ernst ist. Die histologische Untersuchung bestätigt den Verdacht eines weit fortgeschrittenen Melanoms.

Die Prognose ist damit nicht sehr günstig, der Patient weiß dies. Er zögert nicht, alle Informationen zu sammeln und sich nach weiteren Behandlungsmöglichkeiten zu erkundigen. Er stößt auf das Therapiekonzept von Simonton, eine Verhaltenstherapiemethode, bei der durch Entspannung und Visualisierung versucht wird, eigene Abwehrzellen als Killerzellen gegen die Krebszellen zu aktivieren. Der Versuch erscheint ihm zunächst lächerlich, aber er genießt die entspannende Wirkung des Verfahrens. Die Methode wird ihm letztlich jedoch nicht mehr helfen, er stirbt neun Monate nach der Diagnosestellung an seinem Melanom und hinterlässt eine junge Frau und ein noch nicht einmal einjähriges Baby!

Entscheidend für ihn war jedoch, dass er alles getan hatte, was er und die Medizin zu diesem Zeitpunkt tun konnten. Und er wusste, dass seine Versuche vielleicht nicht sehr aussichtsreich sein würden. In intensiven Gesprächen durchlief er die verschiedenen Sterbephasen, die die berühmte Ärztin und Sterbeforscherin Kübler-Ross beschrieben hat, und konnte seine Wut über sein Schicksal und die Fehlinterpretation des vorher behandelnden Hautarztes sowie seine Trauer, dass er sein Kind nicht würde aufwachsen sehen, ausleben. Es wurde ihm möglich, seinen Weg anzunehmen, und er konnte noch viele gute Tage im Kreis seiner kleinen Familie verbringen, sich in Ruhe verabschieden und seine Beerdigung planen. Vielen, die ihn betreuten, gab er viel mit über das Sterben und er konnte ihnen zeigen, dass man davor keine Angst haben muss.

Die Haut »spielt verrückt«

Die Haut kann uns auch vollständig in die Irre führen – im wahrsten Sinne des Wortes. Sie kann uns Signale senden, die bei Unkenntnis der Hautstrukturen und der nervlichen Vernetzung der Haut fehlinterpretiert werden. Dadurch kommt es bei einigen Menschen dazu, dass sie den Eindruck haben, in ihrer Haut spielten sich merkwürdige Dinge ab. Das Ganze können sie sich nur mit der Annahme erklären, kleine Tierchen wären in der Haut und machten sich dort immer wieder bemerkbar. Die Betroffenen ergreifen diverse Maßnahmen, um diesen »Tierchen« in der Haut zu Leibe zu rücken, nicht selten werden dabei massive Desinfektionsmaßnahmen durchgeführt. Dabei handelt es sich um Wahnphänomene, die aber immer ihren Grund haben, wie das folgende Beispiel zeigen soll.

Tierchen in der Haut – Dermatozoenwahn

Die Patientin hatte schon einige Ärzte aufgesucht, bevor sie sich in der Sprechstunde bei mir anmeldete. Ihre Hautärztin hatte sie geschickt, denn sie wusste nicht mehr weiter, da Frau G. unbeirrbar daran festhielt, dass da Tiere unter der Haut wären, sie spüre ganz deutlich das Krabbeln. Außerdem entstünden immer wieder kleine Erhebungen, die sie aufkratzen müsse, und manchmal zeigten sich darin kleine Füßchen, die sie auch sammelte, um sie den Ärzten zu zeigen. Aber die Ärzte kümmerten sich meist nicht darum, winkten ab und machten sich kaum die Mühe, diese Hautmaterialien anzusehen. Sie erklärten nur, dass keine Infektion vorliegen könne und sie sich damit abfinden solle. Aber Frau G., eine rüstige 70-Jährige, reichte dies nicht. Sie ließ sich nicht beirren, sammelte fleißig weiter, suchte auch einen Fachmann für Parasitologie auf und ließ sich im Gesundheitsamt über mögliche Maßnahmen der Desinfektion beraten, um dem Übel auf die Spur zu kommen.

Ihre Hautärztin machte sich zwar Mühe und versuchte ihr darzulegen, warum es keine Infektion mit milbenartigen Tierchen sein könne, sie schlug sogar vor, ein Medikament zur Beruhigung der Nervenfasern in der Haut einzunehmen, damit die Empfindungen nachließen. Doch diese Psychopharmaka sind meist auch mit unerwünschten Nebenwirkungen verbunden, die nicht selten auch am Herzen Veränderungen verursachen. Frau G. hatte vor kurzer Zeit Herzrhythmusstörungen gehabt und war deshalb beim Kardiologen zur Behandlung, so dass das vorgesehene Medikament nicht einsetzbar war. Nun kam sie mit der Frage, welches Medikament sie nun nehmen könne, damit wenigstens der unerträgliche Juckreiz und dieses Krabbeln nachlassen würden. Bei der Untersuchung sah man tatsächlich einige aufgekratzte Veränderungen am Kopf und im Nacken, so genannte Prurigo-Knoten, die jedoch keinerlei Hinweise auf eine Milbeninfektion der Haut zeigten. Was war geschehen?

Die Veränderungen hatte die Patientin erst vor noch nicht langer Zeit bemerkt, genau genommen fing wohl alles um ihren 70. Geburtstag herum an. Außerdem hatte sie noch eine Rheumaerkrankung, wegen der sie in dieser Zeit ein neues Medikament bekommen hatte, das als Nebenwirkung ebenfalls Kribbeln (so genannte Dysästhesien) auslösen kann. So gab es also anscheinend eine natürliche Erklärung für die von Frau G. wahrgenommenen Phänomene. Das Problem lag vor allem darin, dass sie ständig das Gefühl hatte, keiner nähme sie ernst und sie werde als »verrückt« abgestempelt, obwohl sie doch klar etwas spüren und wahrnehmen konnte. Die Haut signalisierte ihr auch sicher diese spezifischen Wahrnehmungen, aber ihre Deutung, es handele sich um kleines Ungeziefer – und wer hat nicht schon im Fernsehen solch kleine eklige Ungeheuer wie Milben gesehen –, war eine Fehlinterpretation.

Die Reaktion ihrer Umgebung, die sich nicht um ihre Befindlichkeit kümmerte, verstärkte diese Wahrnehmung noch und brachte sie dazu, immer intensiver und hartnäckiger zu versuchen zu beweisen, dass da doch etwas sein musste. Ihr Ehemann konnte sie nicht verstehen und ließ Frau G. spüren, dass er sich für ihre Belange wenig interessierte. Dies war schon lange so, nicht zuletzt deswegen hatte sie oft überlegt, sich von ihm zu trennen. Doch als die beiden Kinder noch klein waren, hatte man gerade ein Haus gebaut, und so wollte und konnte sie sich nicht von ihm lösen. Er schlug oft die Kinder und war tyrannisch, auch sie bekam damals häufig Schläge. Die Ehe war damit eigentlich zerrüttet. Schließlich waren die Kinder aus dem Haus, der Ehemann wurde mit zunehmendem Alter gelassener und zog sich zurück, und so hielt sie es aus – schließlich hatte sie als gläubige Christin ja auch versprochen, in guten wie in schlechten Zeiten zusammenzubleiben. Die Kinder reagierten anders. Sie wollten nach der Ablösung aus dem Elternhaus den Vater nicht mehr sehen. Darunter litt Frau G. sehr, machte sie sich doch auch häufig Vorwürfe, was sie den Kindern durch ihr Festhalten an der Ehe angetan hatte. Der Sohn war ausgewandert, die Tochter lebte weit weg von zu Hause, und Frau G. konnte sich nur mit ihr treffen, wenn sie zu ihr fuhr. Beide Kinder hatten selbst ihre Probleme und hatten es – obwohl inzwischen bald 45 Jahre alt – bislang nicht geschafft, in einer Partnerschaft zu leben oder eine Familie zu gründen. Das negative Vorbild der Eltern war hier wohl prägend.

Dies alles war der Hintergrund, als der 70. Geburtstag nahte und Frau G. überlegen musste, ob und wie sie diesen wichtigen Tag feiern wollte. Es war klar, dass es keine Familienfeier geben würde, und so reiste sie zur Tochter, um dem Ganzen zu entfliehen. Auf der Heimfahrt ging ihr noch einmal ihr ganzes Leben durch den Kopf, sie fragte sich wieder einmal, warum sie bei diesem Mann blieb. Ihre Tochter hatte ihr erzählt, dass sie im Rahmen einer Psychotherapie ihre Erfahrungen mit dem Vater und auch der Mutter aufarbeiten konnte und es ihr seitdem besser ging, dass sie sich aber dem Vater nicht mehr aussetzen wollte, um nicht alte Traumatisierungen wieder aufleben zu lassen.

Im Gespräch mit mir meinte Frau G., dass sie in ihrem Alter ja nichts mehr ändern könne, das Leben sei ja nun schon fast abgelaufen. Sie fühle sich bis auf ihr Rheuma zwar noch ganz gesund, aber sie hätte keinen Mut mehr, etwas zu ändern. Sie könne sich auch nicht vorstellen, etwas für sich zu tun, nur das Aushalten blieb ihr übrig. Dies alles fiel ihr ein, als ich sie danach fragte, was denn mit ihrem Geburtstag so alles zusammenhing. Der Geburtstag war mit einer Sinnkrise verbunden, mit einem Fazit-Ziehen über das bisherige Leben. Die Berufstätigkeit lag endgültig hinter ihr und das Ehepaar musste nun den Lebensabend für sich gestalten. So kamen natürlich alte Erinnerungen – man könnte sagen: traumatische Erfahrungen – zum Vorschein, und sie versuchte, diese so gut wie möglich zu verdrängen. Dies gelang ihr aber nicht ganz, die alten Schuldgefühle und die Erinnerungen holten sie immer wieder ein. Den Sohn hatte sie schon länger nicht mehr gesehen, und auch darunter litt sie sehr. Um in dieser Situation im wahrsten Sinne des Wortes ihre Haut zu retten, blieb ihr nichts anderes übrig, als sie zu spüren: durch erhöhte Erregbarkeit der taktilen Stimulation im Zusammenhang mit einer Dysästhesie, die ihr ein

Gefühl von Krabbeln und Ameisenlaufen vermittelte. Die Symbolik dieser Symptomatik ist aus psychodynamischer Sicht insofern besonders interessant, als sie offenbar die eigenen Schuldgefühle in Ungeziefer projizierte, das in und unter ihrer Haut saß, um sie zu quälen. Diese Reaktion stellte insofern eine sinnvolle Lösung ihrer psychischen Probleme dar, weil sie sonst vielleicht eine stärkere Depression bekommen oder Gefühle von Sinnlosigkeit empfunden hätte. Die scheinbar infektiöse Hauterkrankung vermittelte ihr zudem ein lebendiges Gefühl, denn zumindest die Tierchen stellten sich als sehr lebhaft dar.

Als ich sie vorsichtig mit diesem Gedanken konfrontierte, war sie sehr berührt, ihr schossen Tränen in die Augen, und plötzlich schien ihr der Zusammenhang, den sie vorher offenbar sehr verdrängt hatte, deutlich zu werden. Das ungelebte Leben hatte sich bei ihr in der »verrückten« Reaktion der Haut widergespiegelt.

Diese Erregbarkeit der feinen Nervenendigungen – von denen wir inzwischen wissen, dass sie tatsächlich bis in die äußere Hautschicht, die Oberhaut, hineinreichen und dort sowohl sensible Wahrnehmungen aufnehmen als auch offenbar über Nervenbotenstoffe selbst aktiv werden können – führt dazu, dass wir manchmal Signale empfangen, die leicht fehlinterpretiert werden und dann zu der mehr oder weniger unbeirrbaren Annahme führen können, die Haut sei von Ungeziefer befallen. Manchmal besteht auch nur eine merkwürdige Hautwahrnehmung, die sich durch übliche dermatologische Untersuchungen nicht erklären lässt. Bei Frau G. gab es dafür offenbar sogar zwei Ursachen, zum einen die Medikamentennebenwirkung, die zunächst zu der veränderten taktilen Wahrnehmung geführt hatte, und zum anderen ihre psychische Situation, dass sie etwas in sich trug, das sie gerne abgestoßen und als äußere Infektion angesehen hätte. Es ging also nicht um wirkliche Milben, sondern um die auf der psychischen Ebene nicht zu ertragende Lebenssituation und die in ihren Augen vielleicht falsche Lebensentscheidung, doch bei ihrem Mann zu bleiben. Vielleicht machten sich auf diesem Weg auch die viele Jahre zurückliegenden Schläge durch den Mann wieder bemerkbar. Zum Glück konnte Frau G. diese Zusammenhänge erkennen, und sie erklärte sich bereit, im Rahmen einer längerfristigen Psychotherapie ihre Geschichte aufzuarbeiten.

In Bezug auf das Krankheitsbild des Dermatozoenwahns wurde in letzter Zeit deutlich, dass diese Diagnose mit großer Vorsicht gestellt werden muss. Parasitologen aus New York konnten zeigen, dass in den Hautschuppen von Betroffenen tatsächlich nicht selten alle Entwicklungsstadien so genannter Springschwänze (Collembolen), einer Parasitenart, zu finden sind, die durchaus diese merkwürdigen Hautgefühle vermitteln können; sie sind allerdings nicht gefährlich und nehmen normalerweise nicht den Menschen als Wirt.

Wie uns die Hautwahrnehmung täuschen kann

Nicht nur die Vorstellung, man könnte Tiere in der Haut haben, ist eine Fehlwahrnehmung. Die Haut sendet ständig Signale aus, die wir entweder wahrnehmen oder viel häufiger nicht wahrnehmen. Nur wenn eine bestimmte Schwelle überschritten wird, z. B. wenn sich eine Fliege auf die Haut setzt, reagieren wir und werden mit einem Reflex dieses fremde, unangenehme Gefühl beseitigen. Menschen mit einer hohen Sensibilität reagieren natürlich schneller und haben eine klarere Wahrnehmung von Hautveränderungen. Dabei hängt es dann wesentlich von der Interpretation dieser Wahrnehmungen ab, ob wir sie als harm-

lose Signale einer lebendigen Haut oder als erste Krankheits-
zeichen interpretieren, denen jetzt medizinisch nachgegangen
werden muss.

Die Wahrnehmung dieser Signale kann sehr unterschiedlich
sein. Sie reichen von der Wahrnehmung eines Stechens, schmerzhaften Stichen oder Brennen der Haut bis zu einem Gefühl des
Ameisenlaufens oder eben der Wahrnehmung, dass sich Lebe-
wesen in der Haut befinden. Bei wahnhaften Erkrankungen gibt
es darüber hinaus noch weitere Wahrnehmungen; so berichtete
mir einmal ein Patient, er würde sehen, dass sich seine Körper-
haare in spiralartigen Bewegungen von der Haut entfernten, er
habe seine Freundin damit bereits angesteckt, die die gleiche
Erkrankung habe.

Mit Zaubersprüchen gegen Warzen?

Wer kennt sie nicht, die Geschichten von Warzen, die durch
geheimnisvolles Besprechen verschwunden sind? Warzen besprechen – das klingt nach Hexerei, Kerzen, Rauch und Zaubersprüchen in einem stickigen Hinterzimmer. Was verbirgt sich
hinter der Methode des Besprechens, von der immer wieder
berichtet wird, dass sich mit ihr die hartnäckigsten Warzen oder
sogar Gürtelrose vertreiben lässt?

Von okkulter Atmosphäre oder Hexerei ist bei Heilpraktikern
und anderen Heilern, die die Methode heute anwenden, nicht
viel zu spüren. Ein einheitliches Vorgehen oder normierte
Regeln für das Besprechen gibt es allerdings nicht. Wie die Behandlung genau abläuft, bestimmt jeder Anwender selbst. Meist
nehmen sich die Heiler viel Zeit für ihren Patienten, wenden
sich ihm verständnisvoll zu und schaffen ein vertrauensvolles
Klima der Ruhe und Konzentration. Während des eigentlichen
Besprechens halten die meisten Heiler ihre Hände über die

Warze oder bestimmte Nervenpunkte. Die Besprechungsformeln werden nur in Gedanken gesprochen oder leise gemur-
melt, so dass sie nicht zu verstehen sind. Verraten werden die
Sprüche in aller Regel nicht. Wichtiger als der Wortlaut, so
diejenigen die das Besprechen praktizieren, sei ohnehin die mit
Hilfe des Rituals übertragene Energie, die Blockaden löse und
die Selbstheilungskräfte des Patienten anrege.

Die meisten der modernen Anwender weisen Okkultismus und
Magie weit von sich. Dennoch hat das Besprechen seine Wurzeln
in der mit Magie durchsetzten Volksmedizin des frühen Mittel-
alters. Krankheit galt als Folge von Verzauberung oder als Strafe
erzürnter Götter. Der Ausdruck »Hexenschuss«, den wir heute
noch gebrauchen, ist dafür ein bezeichnendes Beispiel. Heilung
konnte nur geschehen, wenn die Dämonen und bösen Kräfte
mit Hilfe magischer Formeln vertrieben wurden.

Im Lauf der Zeit vermischten sich heidnische Kulte mit christ-
lichem Gedankengut. Heilung erlangte man ebenso durch magi-
sche Besprechungsformeln wie durch christliche Gebete oder
Wallfahrten. Oftmals wurden in bekannten Zaubersprüchen die
Namen von Naturgeistern durch diejenigen von Heiligen er-
setzt.

Können nun gemurmelte, durch die Jahrhunderte weitergege-
bene, mysteriöse Formeln wirklich Warzen entfernen oder gar
Gürtelrose zum Verschwinden bringen? Das Besprechen von
Warzen funktioniert zum Teil tatsächlich. Eine Erfolgsgarantie
gibt es allerdings nicht, und das Besprechen wirkt auch nicht bei
allen Arten von Warzen gleich gut. Suggestive Methoden wie das
Besprechen können vor allem bei vulgären Warzen, wie sie typi-
scherweise bei Kindern und Jugendlichen an Fingern und Händen auftreten, eine Wirkung erzielen. Feigwarzen im Genitalbereich dagegen lassen sich damit kaum beeinflussen.

Studien, die die Erfahrung mit wissenschaftlichen Daten untermauern könnten, gibt es hier nur vereinzelt. Die Wirkung von

Suggestion bei vulgären Warzen und von Hypnose wurde bisher erst in wenigen Studien überprüft. In einer von diesen Studien wurde eine wissenschaftliche placebo-kontrollierte Untersuchung mit 40 Teilnehmern über sechs Wochen durchgeführt, und es zeigte sich, dass in der Hypnose-Gruppe mehr Teilnehmer ihre Warzen verloren. Auch in einer Studie der Universitäts-Hautklinik Homburg/Saar konnte bei neun Kindern mit Warzen an Händen und Füßen die Wirksamkeit von simulierter Röntgenbestrahlung gezeigt werden: Bei fünf Kindern verschwanden die Warzen völlig, bei drei Kindern teilweise. Nur bei einem Kind klappte es nicht.

Wie lässt sich der Effekt des Besprechens naturwissenschaftlich erklären? Wahrscheinlich aktivieren Suggestion und Erwartung des Patienten bestimmte Bereiche des Gehirns, die unabhängig vom Bewusstsein arbeiten. Diese Bereiche können über Botenstoffe auch mit Immunzellen kommunizieren und sie aktivieren, so dass die Warze von körpereigenen Abwehrkräften schließlich abgebaut wird. Allerdings haben Warzen auch eine recht hohe Spontanheilungsrate von etwa 60–70 % innerhalb von drei Monaten. Sie verschwinden also oft einfach von selbst wieder. Ob es nun das Besprechen war oder die Warze auch so abgeheilt wäre, lässt sich deshalb schwer entscheiden. Immerhin sind die suggestiven Techniken, wie man das Besprechen in der Medizin nennt, zumindest ohne Nebenwirkungen und unangenehme Auswirkungen – was von den sonst notwendigen oft operativen Maßnahmen nicht behauptet werden kann.

Wer Warzen besprechen lassen will, sollte vorher jedoch stets beim Facharzt abklären lassen, ob es sich wirklich um Warzen handelt. Nicht alles, was nach Warze aussieht, ist auch eine. Hinter warzenähnlichen Gebilden können sich nämlich genauso gut andere Hauterkrankungen, Allergien oder sogar schwere Allgemeinerkrankungen oder Hauttumore verbergen, die möglichst schnell diagnostiziert und ärztlich behandelt werden müssen.

Warzenrezepte: Was der Volksmund empfiehlt

Der Glaube versetzt bekanntlich Berge. Die folgenden Warzenrezepte sollen angeblich helfen können:

- Bei Vollmond mit einer angeschnittenen Zwiebel über die Warzen streichen und die Zwiebel anschließend in die Erde eingraben.
- Um Mitternacht den Saft von Löwenzahn über die Warzen streichen und sich genau vorstellen, wohin die Warzen wandern werden.
- So viele Streichhölzer in eine Streichholzschachtel legen, wie Warzen vorhanden sind, und die Schachtel dann über die linke Schulter werfen.
- Bei Vollmond punkt Mitternacht eine Schnecke über die Warze laufen lassen.
- In einem lilafarbenen Bindfaden so viele Knoten binden, wie man Warzen hat. Den Faden an einen Zweig binden und verrotten lassen.

Die sanfte Haut

Umgang mit der eigenen Haut

Wir haben gesehen, dass die Haut für das eigene Selbst stehen kann und nicht nur unsere körperliche Begrenzung darstellt, sondern auch die psychische Hülle repräsentiert. Hieraus kann man folgern, dass der Umgang mit der eigenen Haut auch widerspiegelt, wie wir mit uns selbst umgehen. Pflegen wir unsere Haut regelmäßig, beachten wir sie als wichtigen, ja lebensnotwendigen Bestandteil unseres Selbst oder gehen wir unachtsam, ablehnend oder oberflächlich mit ihr um? Dies zeigt sich schon daran, wie wir die Haut der Sonne und den damit verbundenen Alterungsprozessen aussetzen. Schützen wir sie vor diesen Belastungen oder leben wir eher nach dem Motto »Ich will jetzt im Augenblick leben, was kümmert mich die Zukunft«? Ein solches Verhalten können wir direkt auch auf den Umgang mit uns selbst übertragen, und am Umgang mit der Haut ist abzulesen, wie das Selbstwertgefühl beschaffen ist.

Viele Menschen lieben eine sanfte Babyhaut: Sie duftet gut und fühlt sich nicht abgenutzt an, sie ist nicht durch Nikotin geschädigt und fühlt sich sanft an. Deshalb verweisen die Werbepsychologen häufig auf diese Haut, um ein besonders angenehmes Gefühl mit ihrem Produkt zu verbinden. Nun ist es nicht angebracht und auch nicht möglich, die eigene Haut gleichsam wieder in den Zustand der Babyhaut zurückzuzaubern. Vielmehr vermittelt uns unsere Haut auch die biologischen Gegebenheiten unseres Lebens; sie fühlt sich straff an, wenn wir uns wohl fühlen, sie macht sich bemerkbar, wenn etwas nicht in Ordnung ist, und wir entdecken irgendwann im Leben die ersten Fältchen, die uns verdeutlichen, dass auch unser Leben begrenzt ist, und die vielleicht gerade deshalb heutzutage so massiv behandelt werden.

Auch wenn unsere Haut eine enorme Stabilität und Haltbarkeit hat, sich selbst regenerieren kann und somit einen intensiven Schutz bietet, sollte sie doch auch gepflegt werden. Menschen, die auf der Straße leben müssen, sieht man leicht schon an der Haut an, dass sie in besonderer Weise belastet sind. Unter der Dusche oder in der Badewanne spüren wir das Wasser auf unserer Haut auf angenehme Weise und können in solchen Situationen häufig gut entspannen. Menschen mit Hautproblemen fassen oft ihre eigene Haut selten an, bei Kindern und Jugendlichen findet wesentlich häufiger eine Hautberührung statt als bei Erwachsenen. Dabei ist diese Berührung ein wichtiges Gefühl, das uns in unserer eigenen Haut bestätigt. Zumindest die eigene Berührung sollte genutzt werden, und vielleicht können Sie sich ja einmal nach der nächsten Dusche bewusst mit ihrer Haut beschäftigen und sie selbst streicheln, um dieses Gefühl der Anerkennung der eigenen Person wahrzunehmen.

Kosmetische Dermatologie

Eine moderne Form, sich um die eigene Haut zu kümmern, stellt die kosmetische Dermatologie dar. Vielfältige Methoden, die Haut verschönern und verjüngen zu lassen, sind inzwischen auf dem Markt und das Anti-Aging-Prinzip ist zu einem großen Geschäft geworden, trägt doch der uralte Menschheitswunsch vom ewigen Leben dazu bei, dass viel Geld dafür ausgegeben wird. Immer wieder wird die Effektivität von speziellen Pflegecremes angezweifelt, die Laserbehandlung infrage gestellt und werden Schönheitsoperationen kritisch diskutiert. In der Tat ist eine sehr kritische Haltung aus psychologischer Sicht gerechtfertigt. Allerdings kann man nicht darüber hinwegsehen, dass Hautmassagen sehr angenehm sind, und offensichtlich tut es gut, berührt zu werden. Auch nach Peeling-Behandlungen, die die Gesichtshaut um Bruchteile von Millimetern abschleifen, stellt sich nicht selten erstaunlicherweise ein größeres Selbstbewusstsein ein, was darauf verweist, dass eine solche Behandlung nicht nur nachteilig sein kann. Eine Studie konnte z. B. zeigen, dass die meisten Behandelten sich nach einer solchen Schälkur deutlich wohler fühlten und selbstsicherer waren; allerdings war nach sechs Monaten der Effekt meist wieder verflogen oder sie hatten inzwischen andere körperliche Beschwerden entwickelt. Leicht kommt es zu einem suchtartigen Verlangen nach ständiger Bestätigung durch die Kosmetik. Es ist sicher nichts gegen eine fachlich gut durchgeführte kosmetische Behandlung einzuwenden, die die eigene natürliche Schönheit hervorhebt. Die Abdeckung der Gesichtshaut bei Farbveränderungen der Haut durch Feuermale oder Narben wird auch von Hautärzten häufig empfohlen, und die Kosmetikindustrie bietet heute hervorragende und gut verträgliche Abdeckungsmöglichkeiten – so genannte Camouflage – an, die sogar wasserfest sind und im Schwimmbad benutzt werden können. Es ist jedoch nicht zu verleugnen, dass die Psyche sich hierdurch nicht täuschen lässt und nur vorübergehend eine Stabilisierung bewirkt wird.

9,8 Prozent der Patienten in dermatologischer Therapie bzw. 17,4 Prozent in plastisch-chirurgischer Therapie geben nach Studien der amerikanischen Forscherin Philipps und Mitarbeiter (2001) eine Besserung an. Allerdings haben Menschen, die an einer deutlichen Entstellung leiden, auch nach einer kosmetischen Therapie bzw. Operation zu 81,9 Prozent bzw. 58,3 Prozent weiterhin Entstellungsgefühle, bei 8,3 Prozent bzw. 24,3 Prozent gab es sogar eine Verschlechterung der Symptome!

Abgesehen von den hohen Kosten einer solchen dermatologischen oder plastisch-chirurgischen Behandlung – die Kosten einer Fettabsaugung betragen zurzeit z. B. ca. 5000 € – ist der

Eingriff auch mit Gefahren verbunden, die meist unterschätzt werden.

Es geht nicht darum, solche Hilfen nicht zu nutzen, aber sie sollten als das gesehen werden, was sie sind: Sie können lediglich etwas verbessern und dazu beitragen, sich wohler zu fühlen. Die Erwartung, dass sich durch eine solche Maßnahme das eigene Selbstwertgefühl verbessert und die Akzeptanz und die Kommunikation mit anderen Menschen grundlegend verändert wird, ohne dass an einer wirklichen psychischen Veränderung gearbeitet werden muss, ist häufig eine Illusion.

Haut und Sexualität

Die Haut als sexuelles Organ

Ohne Zweifel ist die Haut ein primäres sexuelles Organ. Alle Empfindungen der Lust und der Erregung werden über die Haut und die Schleimhäute vermittelt. Dass Küsse eine so große Bedeutung haben, lässt sich schon dadurch erkennen, dass im somatosensorischen Cortex, einem Teil unseres Gehirns, die Repräsentation der Lippen genauso viel Raum einnimmt wie die des gesamten Rückens. Auch die Anzahl der kleinen Nervenendigungen und die Durchblutung ist an den Lippen besonders intensiv, was die Bedeutung dieser Körperregion verdeutlicht. Die primären und sekundären sexuellen Zonen sind mit Hautreaktionen verbunden. Sexualität vermittelt sich also primär über die Haut und die Hautempfindungen. Die Wissenschaftler haben inzwischen klar zeigen können, dass die Haut auch verschiedenste Duftstoffe, so genannte Pheromone, über die Schweißdrüsen ausscheidet, die uns einen erotisch angenehmen Duft vermitteln und damit auch das Riechsystem, ein ähnlich archaisches System wie der Tastsinn, einbeziehen. Verliebte können gar nicht genug davon bekommen, die Haut des Partners zu berühren, an ihr zu schnuppern; man hat »sich zum Fressen« gern.

Offenbar reagiert die Haut bei sexueller Annäherung mit besonderer Sensibilität – es macht einen Unterschied, ob wir uns sexuell »berühren« lassen oder stachelig abweisend sind. In längeren Partnerschaften reicht oft die Haut als »Kuschelorgan« aus, um Sexualität leben zu können. Im Tantra wird gelehrt, dass es möglich ist, durch die stille Berührung der Haut und Schleimhäute zur sexuellen Befriedigung zu gelangen, so dass die intensive mechanische Reibung beim Sexualakt nicht unbedingt erforderlich ist (Richardson 2001). Auch beim Lesen kann allein die gelungene Beschreibung, wie ein Liebender sich behutsam der Haut der Geliebten nähert, intensive Gefühle hervorrufen, die sich an der Haut als warmes Gefühl, als Kribbeln oder Gänsehaut wahrnehmen lassen.

Sexuelle Lust und Leid bei Hautproblemen

Die Sexualität ist bei Menschen mit Hautproblemen oft eingeschränkt, wenn nicht gar völlig eingestellt. Da die Sexualität aber eine natürliche und grundlegende Triebreaktion des Menschen darstellt, kann sie nie völlig negiert werden, sie sucht sich meist einen anderen Weg und zeigt sich dann in anderen Triebregungen oder Emotionen.

Betroffene Hautpatienten beklagen häufig, dass sie bei Ärzten fast nie auf ihre Sexualität angesprochen werden und selbst die intime Situation in einer ärztlichen Praxis es nicht ermöglicht, dieses Problem zu besprechen. Insbesondere Frauen mit Ekzem und Schuppenflechte geben seltener an, einen Orgasmus zu haben, als Hautgesunde; aber das Problem ist weniger das Nicht-Erreichen des Orgasmus als vielmehr die Tatsache, dass Zärtlichkeit und der Wunsch nach Berührung durch eine Hautkrankheit beeinträchtigt sein können. Untersuchungen haben gezeigt, dass gerade einmal 2 Prozent der Hautpatienten angaben, dass sie von ihrem Arzt auf solche Probleme angesprochen worden wären, obwohl viele diese Probleme als sehr gravierend empfinden (Niemeier et al. 1997).

Auch in Bezug auf das Piercing hat man durch Studien und Befragungen zeigen können, dass die mehrfachen Piercings an den Geschlechtsorganen meist eine symbolische Bedeutung haben und einen Quasi-Schutz darstellen, um andere auf Distanz zu halten, eigenen Schmerz zu demonstrieren und damit nicht zuletzt auf die eigene Verletzlichkeit hinzuweisen (Stirn et al. 2003).

176

Wenn sexuelle Emotionen an der Haut fühlbar werden – Pruritus genitalis

Frau M. leidet an unerklärlichem Juckreiz in der Scheide. Sie hat immer wieder das Gefühl, dort sei ein Fremdkörper, etwas, das eingeschlossen sei und heraus müsste. Sie hat im Laufe der letzten Jahre schon zahlreiche Ärzte aufgesucht, Frauenärzte und Hautärzte, aber keiner konnte sie bisher behandeln; die meisten hätten sie nach eingehender Untersuchung nur darüber aufgeklärt, dass dort nichts zu finden sei und sie damit leben müsse. Zwischendurch wurden immer wieder einmal Hefepilze festgestellt, die dann intensiv behandelt wurden. Mehr als 15-mal hat sie eine solche Behandlung bereits durchgeführt, ohne dass ihre Beschwerden dadurch gebessert worden wären. Mit ihren 53 Jahren ist sie immer noch nicht im Klimakterium, sondern hat noch mehr oder weniger regelmäßig ihre Periode; die Beschwerden bestehen schon seit mehr als 12 Jahren.

Sie war mit einem Mann verheiratet, von dem sich herausstellte, dass er nicht treu sein konnte, und der offenbar immer wieder Beziehungen zu anderen Frauen hatte. Aus der Ehe ist eine inzwischen erwachsene Tochter hervorgegangen, die inzwischen das Elternhaus verlassen und nach ihrer Berufsausbildung eine eigenen Familie gegründet hat. Die Trennung vom Ehemann erfolgte vor ca. fünf Jahren, nachdem sie die schwierige Situation lange ausgehalten hatte. Sie hatte gelernt, sich durchzubeißen. Als Kind wuchs sie unter recht ärmlichen Verhältnissen in einem osteuropäischen Land auf und musste noch richtig Kühe hüten. Sie war damals noch sehr klein, saß manchmal den ganzen Tag allein auf der Wiese und musste sich selbst irgendwie beschäftigen, um sich von der Einsamkeit und der Angst vor möglichen Gefahren abzulenken. Dies konnte sie allerdings erst nach längerer Zeit im Rahmen einer Psychotherapie erzählen und damit Hinweise auf die Hintergründe ihrer merkwürdigen Hautreaktion geben.

Wenn man die Reaktion näher betrachtete, konnte man zunächst annehmen, dass die Aversion gegen den ständig fremdgehenden Mann möglicherweise dazu geführt hatte, dass ihre Scheide – quasi stellvertretend für die von ihr emotional noch nicht für möglich gehaltene Trennung – reagierte und durch das Symptom dafür sorgte, dass es schon einige Zeit vor der Trennung nicht mehr zu sexuellem Verkehr kam. Aber so einfach war das Ganze dann auch wieder nicht. Es wurde deutlich, dass die Patientin intensive Schamgefühle hatte, die dazu führten, dass sie vieles mit sich selbst ausmachte – wie sie es in der Kindheit gelernt hatte. Die Schwester wurde ihrem Erleben nach von den Eltern bevorzugt, und sie hatte immer das Gefühl, sie dürfe ihre Gefühle den Eltern gegenüber nicht äußern. So verhielt sie sich dann auch in der Psychotherapie: Sie erzählte einige Geschichten, die sich zum Teil sogar als ausgedacht und unstimmig herausstellten, und lockte damit manchmal auf eine falsche Fährte.

Erst die Aufdeckung und die damit verbundene Frage, warum sie einen solchen merkwürdigen Kommunikationsstil wählte, führte zurück in die Kindheitssituation und zur Erklärung, dass sie sich immer wieder Geschichten hatte einfallen lassen, um nicht einsam zu sein und um wenigstens ein wenig die Aufmerksamkeit der Eltern zu erhaschen. Auch die Erklärung, sie habe in der Scheide einen Fremdkörper – eine Aussage, die für die Ärzte auf ein psychiatrisches Problem hinzuweisen schien –, konnte auf der Basis dieser intensiven Vorstellungen der Kindheit durchaus verständlich werden. Aber warum ausgerechnet ihr Sexualorgan, mit dem sie in den Anfängen der Ehe durchaus befriedigende Erfahrungen gemacht hatte? Die Erklärung konnte aufgrund ihrer großen Schamhaftigkeit erst spät gefunden werden. Wegen der außerehelichen Beziehungen ihres Mannes unternahm sie schließlich aus Rache auch einen Ausbruchsversuch und ließ sich mit einem Bekannten ein, den sie dann beim Sexualverkehr jedoch als eklig empfand; sie schämte sich zutiefst, sich so hingegeben zu haben, und diese Scham und die damit verbundenen Schuldgefühle projizierte sie dann auf bzw. in die Scheide, da sie ja nicht gelernt hatte, anders mit Problemen umzugehen, als eigene Fantasien zu entwickeln.

Durch das therapeutische Gespräch konnte sie sich das Symptom nun auch anders erklären; die Vorstellungen von einem Fremdkörper in der Scheide verschwanden nach und nach, und sie war sogar in der Lage, sich einen neuen Lebensgefährten zu suchen, mit dem sie ohne Schuld- und Schamgefühle sexuellen Kontakt haben konnte. Das Verstehen der inneren Zusammenhänge war entscheidend, um diese sexuelle Empfindungsstörung erklärbar und damit behandelbar zu machen.

Nachwort: Wir stecken in unserer Haut

Eine bekannte Karikatur zeigt einen Mann, der in ein Geschäft kommt, nur mit seinen Muskeln auf den Knochen, und sich von einem Verkäufer die wie Anzüge an einer Stange aufgereihten Häute von Menschen zeigen lässt, um sich die schönste Haut als eigene Hülle auszusuchen. Gerade Menschen mit schweren Hautproblemen wünschen sich manchmal, so mit ihrer Haut umgehen zu können. Leider hat es alle wissenschaftliche Forschung bisher noch nicht geschafft, die Haut problemlos ersetzen zu können, auch wenn man Haut inzwischen durchaus zum Teil im Labor züchten kann – ein Verfahren, das auch bei Verbrennungen eingesetzt wird. Auch bei der Vitiligo, die oben beschrieben wurde (vgl. S. 111 ff.), hat man bereits versucht, die von der Pigmentstörung befallene Haut einfach abzuschleifen oder zu lasern und dafür aus der eigenen Haut entnommene Zellen anzuzüchten, sie zu vermehren und wieder auf die eigene Haut zurückzutransplantieren. Aber auch dieses Verfahren ist leider nicht sehr zufrieden stellend; die pigmentierte Haut scheint ein solch komplexes Gebilde zu sein, dass diese viel versprechenden Verfahren sich als noch nicht genügend ausgereift erweisen.

So bleibt dem Menschen von heute nichts anderes übrig, als seine Haut zu akzeptieren und sich auch mit einer Hautstörung in gewissem Maße anzufreunden. Das soll nicht heißen, dass der Autor jedem Menschen mit einer Hauterkrankung raten möchte, sich einfach damit abzufinden. Die moderne Dermatologie hat eine außerordentliche Vielzahl von Behandlungsvariationen entwickelt, um eine Hauterkrankung zumindest abzumildern, wenn man sie auch nicht immer heilen kann. Dieses Buch sollte aber auch einen Weg aufzeigen, die Hautreaktionen in ihrem tieferen Sinn verstehen zu lernen, ihre Symbolik zu sehen, ihre Konflikthaftigkeit zu erleben und die möglicherweise dahinter stehenden psychischen Probleme zu erkennen. In den vielen

Jahren meiner klinischen Tätigkeit verging fast kein Tag, an dem ich nicht eine neue, individuell spannende Geschichte eines Menschen von »seiner« Hautkrankheit zu hören bekam, die – nicht immer, aber doch sehr oft – durch seine Lebensgeschichte verständlich, nachvollziehbar und erklärbar wurde. Voraussetzung ist, dass man sich die Mühe macht, diese Geschichte verstehen zu wollen, ihre psychosomatischen Zeichen zu analysieren und die »Hieroglyphen« dieser Hautreaktion zu entziffern und zu verstehen. Dadurch eröffnen sich nicht selten Welten, die eine neue Perspektive auf das eigene Leben freigeben, die ohne eine solche Hautreaktion verschlossen geblieben wäre und die es ermöglicht, sein eigenes Leben mehr und besser zu verstehen und zu gestalten, einige Fehler und Konflikte zu umgehen und damit letztlich auch glücklicher zu werden, selbst in ausweglos erscheinenden Situationen.

Falls Sie dem Autor bis zu diesen Zeilen gefolgt sind, werden sie vielleicht bei der nächsten Berührung eines lieben Menschen, bei einer Umarmung, beim festen Händedruck eines Gegenübers oder einfach nur beim prickelnden Gefühl des Wassers auf der Haut unter der Dusche verstehen, warum die taktile Berührung unserer Haut eine solche enorme Bedeutung hat. Und falls Sie wieder einmal einen Orgasmus erleben, spüren sie vielleicht dieses unbeschreibliche Gefühl, das uns dann alle Nervenfasern der Haut vermitteln, wenn die Hülle für einige Augenblicke zu verschwinden scheint, wir in der Berührung mit dem anderen Menschen aufgehen und damit die Grenzen des Selbst zerfließen. Man sagt einigen großen Philosophen nach, sie hätten immer in diesem Gefühl gelebt und ihre Weisheit aus diesem Zustand der vollkommenen Berührung heraus geschöpft. Lassen Sie sich berühren!

Anhang

Literatur

Anzieu, D. (1991): Das Haut-Ich. Suhrkamp, Frankfurt a. M.

Benthien, C. (1999): Haut. Literaturgeschichte – Körperbilder – Grenzdiskurse. Rowohlts Enzyklopädie, Reinbek b. Hamburg.

Bergler, R. (1979): Körperpflege und Persönlichkeit. In: Zentralblatt Bakt. Hyg. I. Abt. Orig. B 168, 192–237.

Black, S. (1963a): Inhibition of immediate-type hypersensitivity response by direct suggestion under hypnosis. In: British Medical Journal 1, 925–929.

Black, S. (1963b): Shift in dose-response curve of Prausnitz-Küstner reaction by direct suggestion under hypnosis. In: British Medical Journal 1, 990–992.

Black, S./Hymphrey, J. H./Niven, J. (1963): Inhibition of Mantoux Reaction by direct suggestion under hypnosis. In: British Medical Journal 1, 1649–1652.

Blakemore, S. J./Wolpert, D. M./Frith, C. D. (1998): Central cancellation of self produced tickle sensation. In: Nature Neuroscience 1, 635–640.

Bosse, K./Hünecke, P. (1980): Entstellung – Erleben und Verarbeitung der äußeren Erscheinung. In: F. A. Whitlock (Hrsg.): Psychophysiologische Aspekte bei Hautkrankheiten. Perimed, Erlangen.

Bosse, K./Hünecke, P./Nordhausen, R. (1978): Zum »Krankheitsgefühl« Hautkranker – Entwurf, Analyse und Ergebnisse einer Befragung. In: Ärztliche Kosmetologie 8, 228–238.

Brocq, L./Jacquet, L. (1891): Notes pour servir a l'histoire des neurodermatitis. In: Annales Dermatologie et Venerologie 97, 193–195.

Brosig, B./Gieler, U. (2004): Die Haut als psychische Hülle. Psychosozial, Gießen.

Büchner, G. (2000): Dantons Tod. Klett-Cotta, Stuttgart.

Burg, G./Geiges, M. L. (2001): Die Haut, in der wir leben – Zu Markt getragen und zur Schau gestellt. Rüffer & Rub, Zürich.

Buske-Kirschbaum, A./Geiben, A./Wermke, C./Pirke, K. M./Hellhammer, D. (2001): Preliminary evidence for Herpes labialis recurrence following experimentally induced disgust. In: Psychother Psychosom 70, 86–91.

Chicago, J. (1987): The Dinner Party. Athenäum, Frankfurt a. M.

Detig-Kohler, Ch. (2003): Hautnah – Im psychoanalytischen Dialog mit Hautkranken. Psychosozial, Gießen.

Detig-Kohler, Ch. (1989): Hautkrank: Unberührbarkeit aus Abwehr? Psychodynamische Prozesse zwischen Nähe und Distanz. Vandenhoek & Ruprecht.

Dornes, M. (1993): Der kompetente Säugling. Die präverbale Entwicklung des Menschen. Fischer TB, Frankfurt a. M.

Falconer, W. (1788): A dissertation on the influence of the passion upon disorders of the body. C. Dilly & J. Philipps, London.

Freud, S. (1923): Das Ich und das Es. GW, Bd. 13, 235–289.

Georg-Groddeck-Gesellschaft (1986): Groddeck Almanach. Stroemfeld/ Roter Stern, Basel/Frankfurt a. M.

Gieler, U./Bosse, K. (1987): Seelische Faktoren bei Hautkrankheiten. Hans Huber, Bern/Stuttgart/Toronto.

Gieler, U./Stangier, U./Brähler, E. (Hrsg.) (1993): Hauterkrankungen in psychologischer Sicht – Jahrbuch für Medizinische Psychologie IX. Hogrefe, Göttingen.

Gieler, U./Niemeier, V./Kupfer, J./Brosig, B./Schill, W. B. (2001): Psycho-somatische Dermatologie in Deutschland – eine Umfrage an 69 Haut-kliniken. In: Der Hautarzt 52, 104–110.

Gloor, M./Eicher, C./Wiebelt, H./Moser, G. (1978): Soziologische Unter-suchungen bei Acne vulgaris. Über den Krankheitswert der Acne vul-garis. In: Z Hautkr 53, 871–880.

Groddeck, G. (1979): Das Buch vom Es. Fischer TB, Frankfurt a. M.

Hafenreffer, S. (1660): De pruritu, in Nosodochium, in quo cutis, eique ad-haerentium partium, affectus omnes, singulari methodo, et cognoscen-di et curandi fidelissime traduntur. Kühn, Ulm.

Hawthorne, N. (1850): Das Haus der sieben Giebel. Rowohlt, Reinbek b. Hamburg 1988.

Hufeland, C. E. (1789): Journal des Luxus und der Moden. In: G. Condrau/ H. Schipperges (Hrsg.): Unsere Haut – Spiegel der Seele, Verbindung zur Welt. Kreuz, Zürich 1993.

Jourard, S. M. (1966): An exploratory study of body accessibility. In: British Journal of Social and Clinical Psychology 5, 221–231.

Jung, M. (2003): Zeit für Zärtlichkeit. Das Abenteuer der Zuneigung. Emu, Lahnstein.

Keyserling, H. (1979): Nachruf für Georg Groddeck. In: G. Groddeck (Hrsg.): Das Buch vom Es – Psychoanalytische Briefe an eine Freun-din. Fischer TB, Frankfurt a. M., 283–284.

Klöß-Rotmann, L. (1993): Haut und Selbst. Ein analytischer Beitrag zur

Funktion des atopischen Ekzems im Behandlungsprozess. In: Praxis der Psychoanalyse 28, 29–62.

Koblenzer, C. (1987): Psychocutaneous disease. Grune & Stratton, Orlando/New York/London/Tokyo.

Kodama, A./Horikawa, T./Suzuki, T./Ajiki, W./Takashima, T./Harada, S./ Ichihasha, M. (1999): Effects of stress on atopic dermatitis: Investigations in patients after the great Hanshin earthquake. In: J. Allergy Clin Immunol 104, 173–176.

Koo, J. Y. M./Lee, C. S. (2003): Psychocutaneous Medicine. Marcel Dekker, New York.

Kupfer, J./Niemeier, V./Brosig, B./Pauli-Pott, U./Karpinski, G./Küster, W./Gieler, U. (2003). Sense of coherence among psoriatics as a predictor of symptom-free time following dermatological inpatient therapy. In: Dermatol Psychosom 4, 200–206.

Latz, J. (2003): Das Glück beginnt im Kopf – Mein Weg zum selbstbewussten Leben. Pendo, Zürich.

Maguire, A. (1993): Vom Sinn der kranken Sinne. Walter, Düsseldorf/ Zürich.

McAnarney, E. R. (1984): Touching and adolescent sexuality. In: C. C. Brown (ed.): The many facets of touch. Johnson & Johnson, Skillman, NJ, 138–145.

Milch, W. E./Hartmann, H. P. (1996): Zum gegenwärtigen Stand der psychoanalytischen Selbstpsychologie. In: Psychotherapeut 41, 1–12.

Mittag, H. (2000): Die Haut im medizinischen und kulturgeschichtlichen Kontext. Schriften der Universitätsbibliothek Marburg. Völker & Ritter, Marburg.

Montagu, A. (1980): Körperkontakt. Klett-Cotta, Stuttgart.

Musalek, M. (1991): Der Dermatozoenwahn. Georg Thieme, Stuttgart/ New York 1991.

Newman, C. (2000): Die Magie der Schönheit. In: National Geographic, Januar, 134–161.

Niemeier, V./Winckelsesser, Th./Gieler, U. (1997): Hautkrankheit und Sexualität. Eine empirische Studie zum Sexualverhalten von Patienten mit Psoriasis vulgaris und Neurodermitis im Vergleich mit Hautgesunden. In: Der Hautarzt 48, 629–633.

Panconesi, E. (1984): Stress and Skin Disease – Psychosomatic Dermatology. In: L. C. Parish (ed.): Clinics in Dermatology, J. B. Lippincott, Philadelphia.

Phillips, K. A./Grant, J./Siniscalchi, J./Albertini, R. S. (2001): Surgical and nonpsychiatric medical treatment of patients with body dysmorphic disorder. In: Psychosomatics 42, 504–510.

Picardi, A. / Abeni, D. / Melchi, C. F. / Puddu, P. / Pasquini, P. (2000): Psychiatric morbidity in dermatological outpatients: An issue to be recognized. In: Brit J Derm 143, 983–991.

Ramsay, B. / O'Reagan, M. (1988): A survey of the social and psychological effects of psoriasis. In: Br J Dermatol 118, 195–201.

Rechenberger, I. (1979): Tiefenpsychologisch ausgerichtete Diagnostik und Behandlung von Hautkrankheiten. Verlag für Medizinische Psychologie im Verlag Vandenhoeck & Ruprecht, Göttingen.

Richardson, D. (2001): Zeit für Liebe – Sex, Intimität & Ekstase in Beziehungen. Wiener Verlag, Wien.

Sandberg et al. (2000): The role of acute and chronic stress in asthma attacks in children. In: Lancet 356, 982–987.

Scholz, O. B. / Curio, I. / Rau, R. (1989): Somatosensorische Wahrnehmung und Schmerzwahrnehmung bei Patienten mit progressiv-systemischer Sklerose. In: H. Speidel/B. Strauß (Hrsg.): Zukunftsaufgaben der psychosomatischen Medizin. Springer, Berlin.

Seville, R. (1978): Psoriasis and stress (editorial). In: British Medical Journal 1, 530–531.

Seville, R. (1978): Psoriasis and stress. In: British Journal of Dermatology 97, 297–302.

Seville, R. (1978): Psoriasis and stress II. In: British Journal of Dermatology 98, 151–153.

Seville, R. (1989): Stress and psoriasis: The importance of insight and empathy in prognosis. In: Journal of American Academy Dermatology 20, 97–100.

Shafii, M. / Shafii, S. L. (1979): Exploratory psychotherapy in the treatment of psoriasis. Twelve hundred years ago. In: Arch Gen Psychiatry 36, 1242–1245.

Söllner, W. / Mairinger, G. / Zingg-Schir, M. / Fritsch, P. (1996): Krankheitsprognose, psychosoziale Belastung und Einstellung von Melanompatienten zu unterstützenden psychotherapeutischen Maßnahmen. In: Der Hautarzt 47, 200–205.

Stangier, U. (2002): Hautkrankheiten und körperdysmorphe Störung. Hogrefe, Göttingen.

Stangier, U. / Köhnlein, B. / Gieler, U. (2003): Somatoforme Störungen bei ambulanten dermatologischen Patienten. In: Psychotherapeut 48, 321–328.

Stirn, A. / Decker, O. / Brähler, E. (2003): Körperkunst und Körpermodifikation. In: Psychosozial 26, 7–11.

Sulzberger, N. B. / Zaidens, S. H. (1948): Psychogenic factors in dermatologic disorders. In: Med Clin North Am 32, 669–688.

Updike, J. (1990): Selbst-Bewußtsein, Rowohlt TB, Reinbek b. Hamburg.

Weyh, F. F. (1999): Die ferne Haut – Wider die Berührungsangst. Aufbau-Verlag, Berlin.

Wolf, E. (1988): Treating the self – Elements of Clinical Self Psychology. Guilford, New York / London.

Bildnachweise

15   © Enzendorfer Andrea

55   © Enzendorfer Andrea
(Hinzufügung der Abwehrzelle von Uwe Gieler)

Zitatnachweis

Adressen von Selbsthilfegruppen

Akne Forum e. V.
Postfach 611218
22457 Hamburg
Fax: 040/5504931
E-Mail: Dr.Kunze@akne-forum.de
www.akne-forum.de

Alopecia Areata Deutschland (AAD) e. V.
Postfach 100145, 47701 Krefeld
Tel./Fax: 02151/786006
E-Mail:
kreisrunderhaarausfall@web.de
www.kreisrunderhaarausfall.de

Arbeitsgemeinschaft Allergie- krankes Kind (AAK)
Nassaustr. 32, 35745 Herborn
Tel.: 02772/9287–0
Fax: 02772/9287–9
E-Mail: koordination@aak.de
www.aak.de

Bundesgeschäftsstelle Selbsthilfe Ichthyose e. V.
Kirstin Kiekbusch
Neue Kastanienallee 2
15749 Mittenwalde
Tel.: 033764/20457
Fax: 033764/20459
www.ichthyose.de

Deutsche Ehlers-Danlos- Initiative e. V.
Falkenstr. 74,
33758 Schloß Holte
Tel.: 05207/995677
Fax: 05207/996578

E-Mail: buero@ehlers-danlos-
initiative.de
www.ehlers-danlos-initiative.de

Deutscher Allergie- und Asthma- bund (DAAB) e. V.
Fliethstr. 114
41061 Mönchengladbach
Tel.: 02161/814940
Fax: 02161/8149430
E-Mail: info@daab.de
www.daab.de

Deutscher Neurodermitis Bund e. V.
Spaldingstr. 210, 20097 Hamburg
Tel.: 040/230810
Fax: 040/231008
E-Mail: info@dnb-ev.de
www.dnb-ev.de

Deutscher Psoriasis Bund e. V.
Seewartenstr. 10,
20459 Hamburg
Tel.: 040/223399–0
Fax: 040/223399–22
E-Mail: info@psoriasis-bund. de
www.psoriasis-bund.de

Deutscher Vitiligo Verein Hamburg e. V.
Friedensallee 27
25436 Tornesch
Tel.: 04122/960090
        040/578690
Fax: 04122/960091
E-Mail: info@vitiligo-verein.de
www.vitiligo-verein.de

espero = Hoffnung + Selbsthilfe
für gesichtsversehrte Menschen
Volker Kalski
Irgenhöhe 26, 66119 Saarbrücken
Tel./Fax: 0681/6852561
E-Mail: volkerkalski@aol.com
http://hometown.aol.de/volker
kalski/index.htm

**Interessengemeinschaft Epider-
molysis Bullosa (IEB) e. V.**
Beate Grebe
Lahn-Eder-Str. 41
35216 Biedenkopf
Tel.: 06461/87015
Fax: 06461/989627
E-Mail: ieb@ieb-debra.de
www.ieb-debra.de

**Kontakt- und Informationsforum
für Selbstverletzungen**
(Internetplattform für Betroffene
und Angehörige)
www.hp2.rotelinien.de

**Latexallergie-Informations-
vereinigung L.A.I.V. e. V.**
Postfach 210413, 72027 Tübingen
Tel.: 07071/689738
Fax: 07071/689748
E-Mail: info@laiv.de, www.laiv.de

**NAKOS – Nationale Kontakt-
und Informationsstelle zur An-
regung und Unterstützung von
Selbsthilfegruppen**
Wilmersdorfer Str. 39, 1062 Berlin
Tel.: 030/31018960
Fax: 030/31018970
E-Mail: selbsthilfe@nakos.de
www.nakos.de

**Selbsthilfegruppe Ektodermale
Dysplasie e. V.**
Andrea Burk
Landhausweg 3, 72631 Aichtal
Tel.: 07127/969691
Fax: 07127/969692
E-Mail: verein@ektodermale-
dysplasie.de
www.ektodermale-dysplasie. de

**Selbsthilfegruppe für
PXE-Erkrankte Deutschlands
1999 e. V.**
Peter Hof
Bismarckweg 21
57258 Freudenberg
Tel.: 02734/20856
Fax: 02734/437823
E-Mail: hofpxe@t-online.de
www.pxe-groenblad.de

**Selbsthilfegruppe hereditäres
Angiödem (HAE)
HAE-Vereinigung e. V.**
Lucia Schauf
Mühlenstr. 42c
52457 Aldenhoven/Siersdorf
Tel.: 02464/908787
Fax: 02464/908788
E-Mail: HAE.SHG@t-online.de
www.angiooedem.de

**Sklerodermie
Selbsthilfe e. V.**
Am Wollhaus 2
74072 Heilbronn
Tel: 07131/3902425
Fax: 07131/3902426
E-Mail:
sklerodermie@t-online.de
www.sklerodermie-sh.de

**Tulpe e. V. – Verein zur Betreuung
und Hilfe von Hals-, Kopf- und
Gesichtsversehrten**
Helmut Dorn
Amselweg 4, 68766 Hockenheim
Tel.: 06205/208921
Fax: 06205/208920
E-Mail: info@tulpe.org
www.tulpe.org

Urtikaria Gesellschaft e. V.
Schiffenberger Weg 55
35394 Gießen
Tel.: 0641/7960666
Fax: 0641/7960667
E-Mail: urtikaria.gesellschaft
@urtikaria.de

Web-Adressen

www.psychotherapiesuche.de
www.psychotherapeuten-liste.de
www.bzga.de (Bundeszentrale für gesundheitliche Aufklärung)
www.dermis.net/neurodermis (Neurodermitis Informationssystem)
www.hautstadt.de (Internetportal zum Thema Haut)
www.allergieinfo.de
www.dysmorphophobie.de
www.psychodermatology.info
www.ugb.de (Verband für unabhängige Gesundheitsberatung)

Kliniken für Psyche und Haut

Univ. Hautklinik Leipzig
Priv. Doz. Dr. K. Seikowski – Psychosomatik-Ambulanz
Stephanstraße 11, 04103 Leipzig
Tel.: 0341/971 86 40/50

Vivantes-Klinikum, Hautklinik Prenzlauer Berg Berlin
Oberarzt Priv. Doz. Dr. Wolfgang Harth
Fröbelstraße 15, 10405 Berlin
Tel.: 030/4242–1210

Reha Klinik Neuharlingersiel
Chefarzt Dr. T. Roos
Bettenwarfen 2–14, 26427 Nordseeheilbad Neuharlingersiel
Tel.: 04974/916–0

Klinik für Psychosomatik und Psychotherapie der Justus-Liebig-Universität Gießen
Ludwigstraße 76, 35392 Gießen
Tel.: 0641/99–45631

Rothaarklinik Bad Berleburg, Abt. Dermatologie
Chefarzt Dr. Jochen Wehrmann
Am Spielacker 5, 57319 Bad Berleburg
Tel.: 02751/831–239 oder 8310
(psychodynamische Orientierung)

Roseneck Klinik Abt. Dermatologie
Abteilungsarzt: Dr. A. Hillert
Am Roseneck 6, 83209 Prien
Tel.: 08051/682210
(verhaltenstherapeutische Orientierung)

Fachklinik Allgäu
Reha-Klinik Dermatologie und Psychosomatik, Chefarzt: Dr. S. Gass
Peter-Heel Str. 29
87459 Pfronten